60歳から始める！

人生100年の養生術

仁愛中国鍼灸院 院長
著 鈴木知世
Chise Suzuki

徳間書店

はじめに

「人生100年時代」といわれるようになりました。長生きすることが「当たり前化」してきたと、多くの人が認識するようになったからでしょう。

私は西洋医学と東洋医学のよい点を合わせた中西結合医療を実践したくて治療家の道に進み、自身も養生《ようじょう》を重ねてきましたが、50歳を過ぎるころから、「あれあれ？ 思うように動けない、疲れが取れにくい」という、これまでとは違った感覚を覚えるようになりました。

患者さんからも、「養生はいつから始めるのがよいですか」とよく質問されます。私は男性は40歳、女性は35歳から始めることをすすめています。より早く養生を開始したほうが、多くの生命エネルギーを維持できるからです。同時に、「60歳になったら必ず養生を開始してください」とも伝えています。

60歳で還暦を迎えると赤ちゃんに戻るといわれます。これは十干十二支《じっかんじゅうにし》（甲

乙丙丁戊己庚辛壬癸と子丑寅卯辰巳午未申酉戌亥）の組み合わせが60年で一巡し、生まれた歳と同じ組み合わせになるからです。もちろん体調が赤ちゃんのころに戻るのではなく、体の動きや代謝がガクンと下がるため、60歳は健康やご自身の未来に不安を覚える年齢です。

東洋医学では、男女ともに60歳を超えたら体のステージが変わり、健康作りに対しての意識を変えるタイミングとなります。ここで大事なのは、「臓腑を整えると何歳になっても健康でいられる」ということです。

臓腑と体の関係を学ぶのは少し面倒くさいと思うかもしれませんが、養生の基本となるものです。基本がわかると養生術の意味がわかるので、行動の継続につながります。誰しも生きている間は、できる限り体力を維持し、思い通りに動いて快適に生きたいと願っています。その願いをかなえ、人生を最期まで楽しむために、60歳になったらぜひ「人生100年の養生術」を実践してください。

東洋医学式
60歳から始める!
人生100年の養生術 目次

第2章 陽から陰へ ～老化と東洋医学

第3章 疲れを翌日に持ち越さない養生術

第4章 六臓六腑を整える「十二時辰養生」 116

第5章 認知症と寝たきりにならないための養生術 156

東洋医学式「人生100年」の養生術

第1章 100歳で元気をめざす 60歳から始める養生術

元気でいるってどういうことだろう?
老いても元気でいるって、できるのかな?
最初はそんな漠然とした不安ともつかないくらいの小さな思い。
でも、着実に歳を重ねるにつれ健《すこ》やかに、自分の思いどおりの人生を送り生涯を終えていきたいと、強く願う自分がいる。

みなさんは、「自分の未来予想図」を描けていますか。

100歳まで生きたとして何歳まで旅行へ行けるかな？

何歳まで自立した生活ができるかな？

何歳から介護される側になるのかな？

いろいろ考えても、今の時点で答えが出ないことも多いでしょう。

それならば、今からできる「養生」を始めましょう。

体を心身とも健やかに保つこと。

体はある日、急にはよくなりません。

今あるパワーをできるかぎり温存する術《すべ》を身につけましょう。

「養生を友とす」

「養生を友とす」は、病気というほどではないけれど、ちょっぴり虚弱《きょじゃく》な東洋医学研究家で、鍼灸師《しんきゅうし》でもある私の信条です。

例えば、私は生来、冷えに弱い体質です。冬はもちろん、夏のエアコンも苦手で、高校生の時、夏にもかかわらず、足の指がしもやけになってしまったほどです。

ところが、東洋医学に出会って、養生を学び、日々、生命エネルギーを保つ術《すべ》がわかるようになると、不順であった生理が整い、安産に恵まれ、今では「元気印」の治療家になることができました。

25年以上の歴史を持つ仁愛中国鍼灸院を引き継いでから9年になりますが、もちろん、自身の病気で院を休んだことは一度もありません。

また、祖父母が長寿であったことから、家系的に私も90歳、いえいえ、100歳まで生きるのではないかと思っています。

なぜ、そういえるのか。それは**健康で長生きする人と、病気と痛みを抱えながら老いていく人、その違いがどこにあるのか、答えはすでに出ている**からです。

「人の命は我にあり、天にあらず」

中国春秋時代の哲学者で、伝説上の人物ともされる老子の言葉です。どのような意味でしょうか。

江戸時代の健康指南書である『養生訓《ようじょうくん》』を記した貝原益軒《かいばらえきけん》が、著書の中で引用しています。

「ひとの命はもとより天から受けた生まれつきのものであるが、養生をよくすれば長命となり、不摂生であれば短命となる」（『養生訓』全現代語訳　伊藤友信訳　講談社学術文庫）

つまり、老子は**命の長短、健康、病気、老化は養生次第**であると述べているのです。

東洋医学では、**「老化」はすなわち、「生命エネルギー」の減退**と捉えます。気がつかないうちに、だんだんと生命エネルギーが減っていき、いずれエネルギーがついえ、「死」を迎えるのです。

しかし、**どんなに歳を重ねても「元気」な人**が現実にいます。

同じ年齢同士の人を比べても、**「健康」には個人差がある**ことを、みなさん実感していることでしょう。

そして、まさしく自分自身こそがどんなに歳を重ねても健康でいたい、できるかぎり**「若さ」**を保ち、**「長生き」**したいと思っていることでしょう。

そこで本書では、東洋医学に基づいた**「臓腑《ぞうふ》を整え、老化をできるだけ遅らせる養生術」**、また官邸が喧伝《けんでん》する**一億総活躍社会の実現**と、**人生100年時代の到来**に向けて**「疲れをためない養生術」**、**「認知症と寝たきりを予防**

する養生術」を紹介することにしました。

さらに、時間ごとに活性化する六臓六腑《ろくぞうろっぷ》の特性を活用して、100歳元気をめざす、**「時辰《じしん》養生」**もお伝えします。

これは2時間ごとにパワーが活性化する六臓六腑の特性を活用した、中国の病院などで行われている養生法です。

具体的にいうと、1日を12分割し、そのタイミングで活性化している臓腑に刺激を与えることによって若さを保つのです（第4章で詳述）。

本書で紹介する養生術は、いずれも私が普段から実践している**「薬を用いず、手軽で簡単にできる健康法」**です。

それは、東洋医学の基本に忠実なもので、実際に、患者さんから役に立ったという声がたくさん届いています。

養生にはげめば元気になれる、なによりの証《あかし》でしょう。

本書が、読者のみなさまの長寿を実現する一助となりますように。

平均寿命は延びたが、健康格差は激しい

最も古い中国の医学書は、前漢時代に編纂《へんさん》されたといわれる『黄帝内経《こうていだいけい》』です。東洋医学をめざす者の原典であるにとどまらず、東洋思想の根幹をなす書物ですが、ここに健康長寿の秘訣が記載されているので、その一節をご紹介します。

黄帝（生まれながらに神とされた伝説の皇帝）が岐伯《きはく》先生という賢人であり医師でもある師匠に、次のような質問をします。

「昔の人は病人に加持祈祷《かじきとう》などの精神的暗示を与え、それによって生じた気の変調を導いて治療したという。それから医療は進歩して、今の人はいろいろな療法を用いるようになった。しかし、治ったり、治らなかったりする。それはなぜか」

今から見れば黄帝は大昔の伝説の人ですが、その黄帝がいう「昔の人」の話。さすが悠久の歴史をもつ中国、と思わざるをえません。それはさておき、たずねられた岐伯先生は答えます。

「今の人はストレスが多く、生活もでたらめだからです」

この問答が今から2000年以上前のものとは、目からウロコです。

さらに、昔は病気に薬用酒をよく用いました。薬用酒とは、うるち米を発酵させた栄養ドリンクのことです。これについて同書では、

「上古《じょうこ》は用いることなし」（大昔は病人がいなかったので、薬用酒をつくるだけで服す必要がありませんでした）

「中古は薬用酒を服しただけで万全」（中古の時代は少し病人が出たけれど、彼らは薬用酒を服しただけで完治しました）

「今の時代の病人は薬用酒だけでは治せない。漢方を服して内を治し、鍼《しん》灸《きゅう》で外を治療して、やっと治す」

注：上古と中古は理想化された過去の時代といわれ、上古は紀元前3000年くらいと想定されています

と記述され、そして、こんな嘆《なげ》きの言葉が続きます。

「病状が浅い時（病気の初期）は鍼灸漢方で治るが、深くなるとこれらを用いても治らない。ところが今どきの医者は病が浅い時に治さず、深くなって悪化してから治そうとする。それどころか、病が深くなると患者の精神状態が乱れ、わがままになって、医者の注意を守らなくなる。こうなると、患者と医者の対立、つまり患者が病気に対する医者の方針を受け入れないので、どんなにいい治療をしても治らないのだ」

いかがでしょう。2000年前の中国と、今の日本でいわれていることは、大きく変わらないように思いませんか。

とはいえ、医学の進歩により、日本人は長命を手に入れることに成功しました。ただ長命の内実は、元気に自活できる人、認知症や寝たきりで介護が必要な人というように、人によって明らかな格差があります。この健康格差をすでに知っている私たちは、日々、何を思いながら生きているでしょうか。

老いても元気に健康で過ごす

みなさんご存じのように、現在、日本人の平均寿命は男女ともに80歳を超えています。これは社会が安定し、医療環境も整っていることを示しています。平均寿命を下げる大きな原因は乳幼児の死亡率で、これはその国の医療レベルと衛生環境、食料事情と密接に関係があります。例えば、日本の1899年の乳幼児死亡率は15・38％でしたが、2020年では0・18％と驚異的な数字まで改善しています（厚生労働省調べ）。

その一方で、日本は少子高齢化に歯止めがかからず、高齢者の認知症、また介護がこれからさらに増えることは確実で、社会全体で取り組むべき大きな問題となっています。

このような状況で健康格差も知っている私たちが何を思いながら生きてい

るかといえば、**「老いても元気に、健康で過ごしたい」**ということでしょう。

「そんなことは理想論だ」という方もいるかもしれません。しかし私たちは、生きていくのであれば、老いても元気に、健康でいることをめざすべきではないでしょうか。そして、そのために日々どんな生活を送ったらいいのか学び、準備をしたらどうかと思うのです。

一度、失った健康を取り戻すのは至難の技。不健康な状態で老化したらなおさらです。生命エネルギーをできるかぎり高く保ち、万が一病気や怪我《けが》をしても復活できるパワーを内に秘め、生きていきたいものです。

もしあなたがこれに同意されるなら、東洋医学はたいへん力になります。

東洋医学は長きにわたり中国で、皇帝がいつまでも健康で若々しくいられるよう、人々が知恵をしぼり、努力しつづけたことで生まれた学問です。皇帝は権力も財力も極まっていますから、「不老長寿」をめざす皇帝の健康管

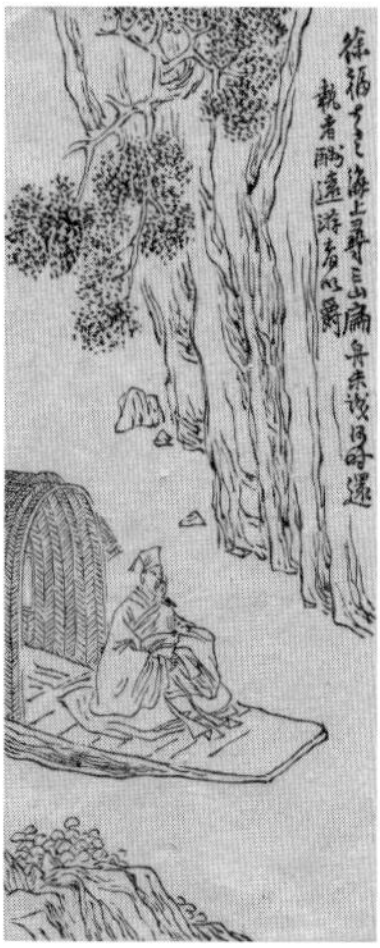

徐福（じょふく）
『史記』巻百十八「淮南衡山列伝」に、秦の始皇帝に「東方の三神山に長生不老の霊薬がある」と具申し、始皇帝の命を受け、3,000人の若い男女と多くの技術者を従え、財宝と財産、五穀の種を持って東方に船出したものの三神山には到らず、「平原広沢（広い平野と湿地）」を得て王となり、秦には戻らなかったとの記述がある。中国、日本、朝鮮半島に多くの逸話、伝承が残っている。

理は、国をあげての事業ということもできます（秦の始皇帝に仕えた徐福《じょふく》は、始皇帝に不老不死の薬を献上するため３０００人を伴って船出しましたが、日本にたどり着いたまま永住したという伝説もあります）。

皇帝がどんなに不老長寿を願っても、人は誰しも老いるので、さすがにそれは無理です。しかし、老いても元気に長寿を保つことはできます。

本書ではそれを実現するため、先人の知恵を現代に活かす形で紹介していきます。

生命力の源は臓腑が元気であること

若く元気であるとはどういうことでしょうか。

それは、臓腑が健康であるということです。

五臓六腑《ごぞうろっぷ》という言葉を聞いたことがあると思います（西洋医学では臓器といいますが、東洋医学では臓腑と称します）。「**臓**」というのは**心臓**、**肝臓**、**脾臓**、**肺**、**腎臓**の五つを指しますが、このうち一つでも壊れると日常生活を健康的に送るのは難しくなります。

例えば、心臓発作が起こるようになったら、苦しくて日常生活に支障が出るでしょう。それどころか、ひどい場合は即死亡です。腎臓が壊れたら、体の毒素が排出できなくなるので、浮腫《むく》みや痙攣《けいれん》が起こりやすくなります。末期ともなれば、赤血球がつくれなくなり重度の貧血、さらにビタミンDの不活性で骨、尿もつくれなくなり死亡となります。

もちろん現代の医療技術では、心臓手術など外科処置で対応できる場合もありますし、人工透析もありますので、必ず死にいたる病《やまい》というわけではありません。しかし、日常生活に支障が出るようになると、患者さんご本人はとても切ない思いをされるでしょう。

著者の血族は心臓にトラブルが出る家系のようで、祖母は心臓をペースメーカーでコントロールしていました。ペースメーカーをいれると心臓は24時間一定のリズムになります。本来、健康な心臓は運動時に激しく、睡眠時にはゆっくりと鼓動します。しかし、一定のリズムになるとこの両方に影響します。

つまり、ペースメーカーによって管理された心臓では運動に制約が生じ、同時に不眠を煩《わずら》う方も少なくないのです。

腎臓の透析療法もしかりです。患者さんは厳格な食事制限の苦しさだけでなく、週2~3回行われる透析後、めまい、だるさなどの体調不良によって苦しみます。それが一生ずっと続くのですから、たいへんなことです。

私が大学生のころ、ミュージシャンの井上陽水さんが「くうねるあそぶ」と語りかける自動車のCMがありました。人が生きていくうえで欠かせない「食う」「寝る」「遊ぶ」という行為を、ひらがなでキャッチコピーにしたのはコピーライターの糸井重里さんですが、著者は聞いた瞬間にビビっときました。ああ、それだけできたら幸せだな、そんな生活できたらいいなって。

そして今、患者さんを治療する立場になって思うのは、「食う」「寝る」「遊ぶ」の楽しさを享受《きょうじゅ》できるのも、健康な体があればこそ。この三つの行為に支障をきたすような体になったら、痛みや不快感にも悩まされ、生きるエネルギーを奪われてしまいます。

人生の醍醐味は「食う」「寝る」「遊ぶ」。私は、「遊ぶ」を自己実現すること、と捉えています。自分が自分らしく生き、快適に生活するためにも、臓腑を健《すこ》やかに保ち、元気に歳を重ねていきたいものですね。

男性は40歳、女性は35歳で老化を感じ始める

現代人は二十代、三十代、四十代、五十代……というように、十歳刻みで年齢と体の関係を大きく捉えている方が多いのではないでしょうか。

私も30歳を目前に控えた29歳のころは、気重だった記憶があります。また、39歳の女性が、「私は40歳ではなく三十代です！」とアピールする場面を見かけたりしますが、ちょっとした老いへの抵抗は誰にでもあるものです。

とはいえ、東洋医学では39歳も40歳も同じ階段の上に乗っているといえます。なぜなら、成長・老化とホルモンという観点でみると、東洋医学では2000年以上も前から**「男は8の倍数、女は7の倍数」**といわれているからです。

男性から考えてみましょう。男性の年齢と体の関係は8の倍数で示されま

す。しかも、これを重ねた8×8＝64、つまり64歳まで生殖可能というのです。では、女性はどうでしょうか。女性は7×7＝49、つまり49歳までしか生殖できないとなります。

文明の発達による生活向上によって最近、男女ともに若々しく、生殖可能年齢が上昇している人も増えてきましたが、東洋医学では人間をあくまで生ける物の一種として捉え、このように分類しました。

ですから、人間の生殖を考えた場合、50歳の持つ意味は、男性と女性では大きく異なるのです。

左ページの表をご覧ください。

男性の32歳、女性の28歳がそれぞれの完成期で、心身ともに最も充実した時を迎えます。そして、花が咲き実を結ぶという流れの中で、ゆるやかな下降が始まります。

老化を感じ始めるのは、男性は40歳、女性は35歳からです。

《男性と女性、年齢ごとのステージ》

男性の年齢ステージ　8の倍数

8歳　乳歯から永久歯に生えかわります。

16歳　男性として発達し、精通を迎えます。第二次性徴です。

24歳　男性としての身体ができあがります。

32歳　男性としての完成期で、筋肉も整います。

！40歳　抜け毛や歯のトラブルなど衰え始めます。

48歳　白髪とシワが目立つようになります。

56歳　生殖機能に衰えを感じ始めます。

！64歳　老年期です。白髪はもちろん抜け毛も多くなり
生殖力もなくなる方が多いです。

女性の年齢ステージ　7の倍数

7歳　乳歯から永久歯に生えかわります。

14歳　初潮を迎えます。第二次性徴です。

21歳　女性としての身体ができあがります。

28歳　女性としての完成期。
出産なども最もリスクが少ない時期といえます。

！35歳　肌のハリ、髪の艶《つや》が衰え始めます。
自身でも近ごろやつれたなと感じ始めたりします。

42歳　白髪が見え始めます。シワも気になる方が増えるでしょう。

！49歳　閉経します。もう子どもを産むのは難しくなるでしょう。

60歳を超えたら、「12年ごと」にステージが変わる

前項で、生殖年齢の限界にいたる過程を説明しました。そして、老化を感じ始める年齢は男性で40歳、女性では35歳からと述べました。しかし、そのステージとは別に男女とも60歳を超えたら、「12年ごと」に体のステージが変わります。体の動きや代謝がガクンと下がるのです。

具体的には、「60歳」「72歳」「84歳」「96歳」「108歳」「120歳」です（東洋医学では、人間は潜在能力を引き出せば120歳まで生きられると考えました）。

また、ちょうど12年の半分の6年のところで「あら、思ったようにいかないぞ」と体力の低下や、老化を感じる方も多いです。「66歳」「78歳」「90歳」「102歳」「114歳」がそのタイミングです。

年齢のステージごとに具体的な指標を示せればいいのですが、ここまでくると個人差が大きいので、それぞれを説明することはできません。

しかし、ゆるやかに脳の働き、運動や食事の量と質、必要になる食べ物などに変化が出てきます。

それでは、ゆるやかな老いではなく、瞬間的に老いを実感するのはどのような時でしょうか。33ページの表をご覧ください。

心当たりはありますか。

老化現象にはさまざまありますが、目標として78歳、できれば84歳までは多少記憶力が落ちても認知症とは無縁の状態でいたいですね。

そして、96歳あたりになると健康長寿でも記憶力の低下なのか、認知症なのか意識があいまいになってきます。96歳以上になるとほとんど、自立した生活を営《いとな》むのは難しくなります。

ですから、80代半ばを過ぎたらできなくなるのを悲しむのではなく、多少の物忘れや、できないことがあっても、おおらかな気持ちで物事に対処したほうがいいでしょう。

年齢のステージが変わったら多少のダウンは受け入れて、体の変化に慣れることが大事です。いつまでも若者のようにはいきませんからね。大人になったら年齢のステージを感じながら、養生を重ねていきましょう。

もちろん、90歳を超えてなお自立し、悠々自適な方も稀《まれ》にいらっしゃいます。ちなみに、患者さんから、「養生はいつから始めたらいいですか」と聞かれることがあります。「思い立ったが吉日」とお答えしていますが、健康長寿のためには男性では40歳、女性では35歳から養生に意識を向け、セルフケアを始めることをおすすめしています。

瞬間的に老いを実感する時

その日から養生術を始めましょう

- □ 動けると思ったことが、できなくなった。
- □ 無理がきかなくなった。
- □ 物忘れが激しくなった。会話に「あれ」「それ」が多発する。
- □ 朝早く目覚める。長時間眠れなくなった。
- □ 睡眠時、頻繁にトイレに行きたくなり起きるようになった。
- □ 失禁するようになった。
- □ そんなにたくさん食べたくなくなった（食べられなくなった）。
- □ 顔が変わった（輪郭の変化、シワ・しみが増えた）。
- □ 怪我や痛みが回復しない。または、回復が遅くなった。
- □ 目が見えにくくなった。
- □ めまいがするようになった。
- □ 肌が乾燥し、かゆみを感じるようになった。
- □ 性に対する興味の減少。性行為をしたくなくなった。

そもそも養生とはなにか

私は三十代のころ、中国・広州の病院に勤務していました。部署は、VIP患者さんへの通訳や医療コーディネートなどをするカスタマーサービス部門です。問診や治療現場に立ち会うことも多く、臨床とはこういうことかと日々勉強になり、刺激を受ける毎日でした。

今は東洋医学研究家、及び鍼灸師となり、進歩を続ける中医学の勉強のため時折、中国や台湾に行くことがありますが、当時も現在も中国の、いわゆる富裕層の人はアンチエイジングについて非常に高い関心を示しています。

実際、男性40歳、女性35歳では、ほとんどの方が養生に類するケアを習慣的に行っています。それどころか、もっと早い年齢から始めている人もいます。中国では生活の中で養生がごく当たり前に行われていますが、そもそも

「養生」とはなんでしょうか。

東洋医学の世界で養生とは、**「生を養《やしな》う」**ということです。すなわち、養生法とは「生」、つまり〝生命エネルギー〟を補い、維持しつづけることによって、究極の健康を獲得する（長寿を実現する）技のことです。反対に生命エネルギーが減っていくと不調になり、老いて、尽きると死にいたります。

人間には大きく分けて、二つの生命エネルギーがあります。一つは**「先天《せんてん》の精《せい》」**で、親から授かった生まれながらのエネルギーです。これは腎（五臓の一つ）から発し、「臍下丹田《せいかたんでん》（おへその下あたり）」に宿《やど》ります。もう一つは**「後天《こうてん》の精」**で、食べ物、飲み物によって補充されていくエネルギーです。

養生は、「生まれながらのエネルギー（先天の精）をできるだけ減らさないようにすること。さらには後天の精を補っていくこと」で、そのためには、「季節に合わせて衣服、生活習慣を変え、環境を整え、賢い食生活をしていくこと」が基本となります。

今日から始めて、元気な100歳をめざす

日本は戦後、安定した社会の中、医療・衛生環境が整い、生活の質も向上したため寿命が延びました。2017年9月に発表された高齢者を対象にした調査では、100歳以上の高齢者は全国で6万7824人でした（厚生労働省調べ）。この20年間で6・7倍になっており、日本人にとって「100歳」は十分に現実的なものとなっています。

実際、首相官邸のHPにおいても、「人生100年時代を見据えた経済社会の在り方を構想していきます」というかけ声とともに一億総活躍社会の実現を宣言していますし、主な先進国では100歳寿命が当たり前となる時代の人生戦略を説いた本、『LIFE SHIFT』（リンダ・グラットン、アンドリュー・スコット著）がベストセラーになりました。

100歳を超えて長生きしているのは素晴らしいことですし、ましてや、自立して生活できている方は無条件に尊敬します。

私の祖母は二人とも、96歳で亡くなりました。100歳という壁を越えることができませんでしたが、十分長寿であり、家族にみとられ幸せだったに違いありません。

しかし、たとえ長生きしても、認知症や寝たきりになったら、さぞかしつらいことでしょう。家族にとってもたいへんな負担になります。ですから、最期まで健康で元気に生きて、寿命を全《まっと》うしたいものです。

生命エネルギーは気づかないうちにだんだんと失われていきますので、少しでも早い年齢から養生をスタートしてください。そして、今の元気をできるかぎり維持していきましょう。

その時、がんばってはいけません。養生はがんばってするものではありません。肩の力を抜いて、一緒に100歳元気をめざし、養生を楽しみましょう。

第2章

陽から陰へ
～老化と東洋医学

「一陰一陽、これを道という」

これは、『易経《えききょう》』にある言葉で、意味は次のとおりです。

万物はまず陽ありき。つまり、生命は陽から始まります。

陽は陰があることで成長します。

陽はいわば一つの点です。

そこに、陰という別の点が加わることで線になるのです。
生まれ、育ち、成人し、老いて、死んでいく。
この人間の一生も道であり、一本の線のようなもの。
私たちの一生はまさに陽に始まり、陰で閉じられていきます。
「陰ー陽、裏ー表、寒ー熱、虚ー実」
東洋医学はこの相対する八文字でできている、
といっても過言ではありません。
実はとてもシンプルな東洋医学。
この基本的な生命観をイメージで感じるだけでも
私たちの体は、これまでと違ってくる可能性が大いにあります。
もしあなたが体の変化に気づいたら、自分を褒めてあげましょう。

養生の土台となる体で、「陰陽」のバランスを取る

養生は、「**先天の精**（親から授かった生まれながらのエネルギー）をできるだけ減らさないようにすること」、「賢い食生活で**後天の精**（食べ物、飲み物によって得られるエネルギー）を補うこと」が大事だと述べましたが、それだけではありません。

養生の土台となる「体」で、陰陽のバランスを取る必要があります。

陰陽といわれると、どんなことをイメージしますか。陽は明るい、陰は暗いとイメージしたなら、それは合っています。もっというなら、東洋医学は究極的には二元論であり、すべてものが陰と陽に二別されます。

陰陽は古代中国から続く自然哲学で、後述する**五行説**と合わせて東洋医学の根幹の一つをなしています。

例えば自然に目を向けると、天と地、山と海、昼と夜のように、いっさいの現象はすべて正と反の二つの面を持ちます。世界の本質は陰陽の二気の対立と統一によるもので、陰陽は相互に対立し、相互に関連しています。「陽・陰」「上・下」「左・右」「外・内」「末端・中心」「男・女」「幼・老」「熱・寒」「背中・腹部」

このように、世界は陰陽のどちらか一方だけでは成り立たないのです。これを**陰陽依存**といいます。もちろん、体も陰陽依存しています。

養生のためには、先天の精を減らすことなく後天の精を補うことに加え、体全体における陰と陽のバランスをとることが大切です。つまり、人間は**陰陽両方のパワーが整った時、最も充実した生（健康）を獲得できる**のです。

この説明で、人間が季節や年齢に応じた生活の仕方を身につけなくてはならない理由がわかったのではないでしょうか。体の陰陽バランスを整える生活をして、病気や痛み、不調とは「さよなら」しましょう。

最初の呼吸をした瞬間、陰が生じる

陰陽にはさらに深い意味があります。陰陽は増えたり減ったりするのです。人間は胎児の時、「肺」は水に満たされ、まだ自力呼吸をしていません。「腎」の重要な仕事は、胎盤によって調節されているため腎の機能はほとんど必要とされていません。つまり、胎児では、肺と腎は機能していないのです。東洋医学では、この胎児の状態を「**全陽**」といいます。

胎児は全陽といって陽の塊《かたまり》ですが、オギャーと生まれた瞬間、最初の呼吸が始まり、陰が生じます。そして、少しずつ陰が増え、やがて陽がまったくなくなり**全陰**になった時、人間は死を迎えます。

陰陽は相互に依存するだけでなく、陰と陽のどちらかが増えたり減ったりしてバランスを取っているのです。

東洋医学の基礎知識

完全なる陽と陰は、この世に存在しない

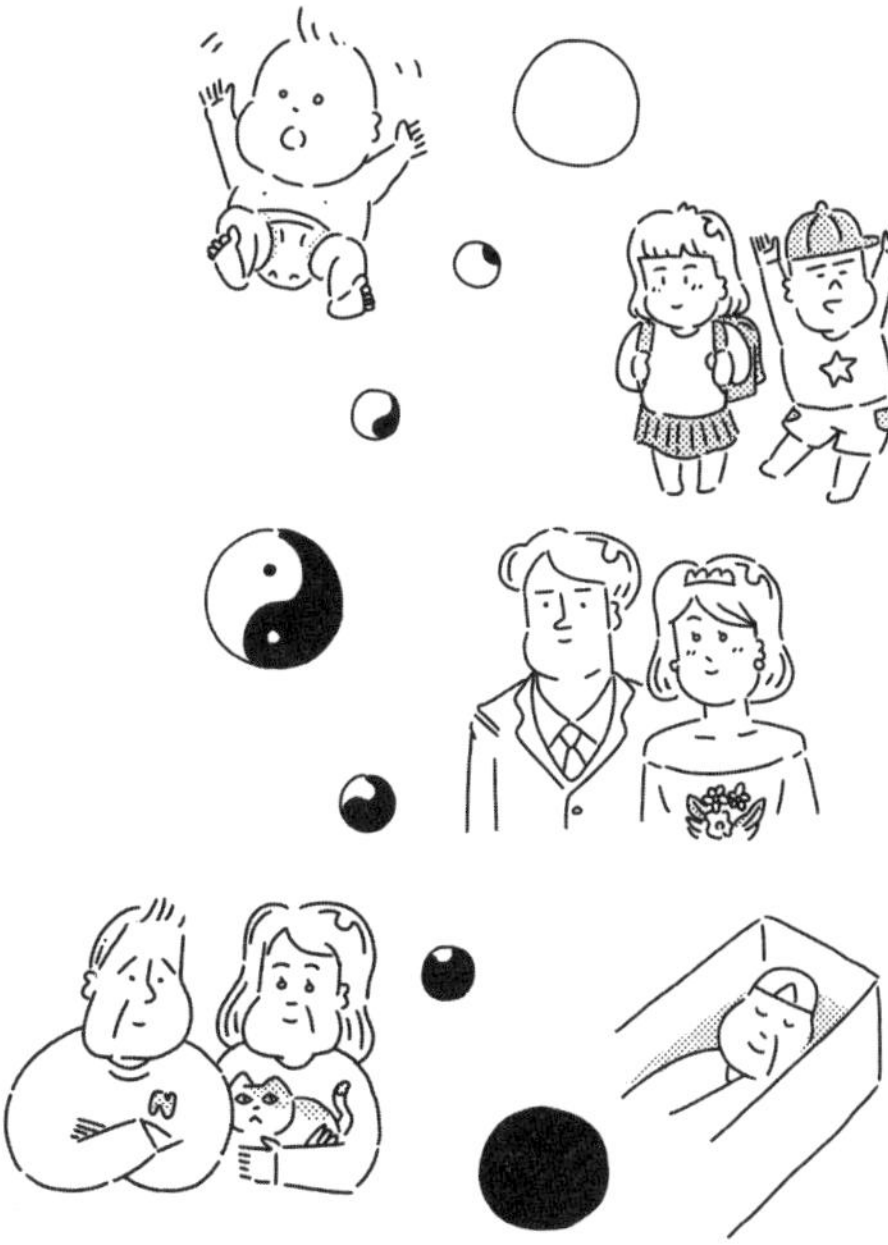

人間はオギャーと生まれた瞬間、最初の呼吸が始まり、陰が生じます。そして、少しずつ陰が増え、やがて陽がまったくなくなり全陰になった時、人間は死を迎えます。

これをイメージ化すると、完全なる陽（全陽）と完全なる陰（全陰）の状態があると思いがちですが、全陽の胎児は生前の存在で、全陰は死後の存在です。

つまり、全陰、全陽は人間が生きているこの世界には存在しません。それは陽が極まれば即座に陰に転じ、陰が極まれば同じく陽に転ずるからです。

陰陽図の白い部分に黒円（＝陽中陰）があり、黒い部分には白円（＝陰中陽）がありますね。これが、「この世界に全陰、全陽はない」という考え方を表しているのです。

自然の移ろいも同じです。日照時間が最も短い冬至がきたら、そこから少しずつ日照時間が伸びていきます。そして、日照時間が一年で一番長くなる夏至《げし》となり、冬至《とうじ》に向かって日が短くなっていきます。

このように陰陽が増えたり減ったり、強まったり弱まったり、規則的に変化することを**陰陽の消長**といいます。

人間の一生にも陰陽の消長があります。全陽の胎児で生まれ、呼吸をした瞬間、陰が生じ、年齢を重ねるごとに体のありようが変化し、全陰で死を迎える、というのがそうです。

例えば、子どもはカゼをひくと高熱を出しますが、翌日にはケロリということがあります。それに対して、高齢者は微熱がいいところでなかなか高熱は出ません。これは、老いると高熱を出す陽のパワーが不足するからです。

このように、年齢のステージで陰陽のバランスに変化が生じ、健康に対する目安や健康法も違ってくる場合があるのです。

老化は「肺」と「腎」からやってくる

第1章で私は、「若くて元気であるとはどういうことか」を考えました。「若さの根源はどこにあるのか」という話ですが、それはまず臓腑《ぞうふ》にあり、臓腑が健康であれば若く元気でいられる、と述べました。

それでは、老化はどこからやってくるのでしょう。その問いに答える前に、読者のみなさんにお聞きします。

「体の老廃物をコントロールしているのは、どこの臓腑でしょうか」

少しヒントを差し上げましょう。人間は生きるために、呼吸や食事などを行いますが、それらをエネルギーに変換する過程で酸が大量発生します。これは老廃物で、体外に排出する必要が生じます。そのコントロールをしている臓腑はどこでしょうか。この質問を患者さんにすると、たいてい「腎臓、膀胱、大腸」と返ってきます。

老廃物といえば、大便と尿をイメージするからでしょう。しかし、大便は飲食物のエネルギーを取り込んだあとの残滓《ざんし》で、体の老廃物とは違うので、大腸は間違いです。**答えは、「肺と腎臓」**です。

肺と腎臓こそが体の老廃物の処理を行う器官です。膀胱は、腎臓で老廃物を処理したあとの尿を一時的に留《とど》めたのち体外へ放出するための器官で、答えとしては△ですね。

老廃物の処理は、生きるために必要なpHのコントロールにとっても欠かせません。人間の体の血液（細胞外液）はpH＝7・40±0・05というたいへん狭い範囲に調節されています。その範囲内でないと、意識障害、不整脈、血圧の低下など中枢神経系、循環系の障害が起こり、そもそも生きていけないというのですから、とても重大なことです。心臓はイオンという電荷を帯びた粒子の力で動き、神経の伝達も電子伝達によって行われていますが、それも血液が一定のpHで保たれてこそです。言い換えると、pHのコントロールのために、老廃物を排出する肺と腎臓は非常に大事なのです。

東洋医学でも、老廃物の排出を担当する肺と腎の二つの臓腑が疲れたり汚れたりすると、生理機能が低下し、老化を早めると考えてきました。特に、老廃物処理の大きな機能を担うのが腎だと経験的にわかっていたので、生命エネルギーの源である腎を大事にすると、長く健康でいられるといわれてきたのです。

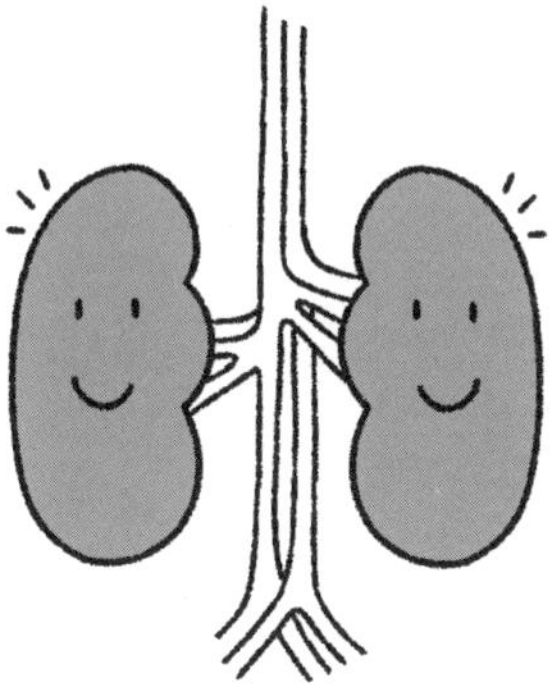

ちなみに、東洋医学でいう腎は、腎臓と副腎を含み、生殖器、骨、脳、神経などに影響を及ぼします。西洋医学でいう腎臓よりもずっと広く生理機能を捉えているのです。なお、東洋医学の五臓六腑については52ページ以降、120ページで説明します。

五つのエネルギーを上手に使って養生していく

東洋医学の根幹には陰陽の考え方だけでなく、すべてのものを五つのエネルギーに分類する五行説があります。エネルギーを「**木・火・土・金・水**」の五つの属性に分けて、万物を捉えていく考え方です。

そして、エネルギーの性質を把握し、不足したエネルギーは補う、過剰になったエネルギーは削る、というように体と心を整えながら養生するのです。

五行説では、病気を発症していない状態（未病）の時に、悪い生活習慣をつづけていけばどのような病気になるか把握でき、予防策をたてることもできます（関心のある方は拙著、『東洋医学式　カラダとココロの整え方～一年中薬に頼らず暮らせる 季節にあわせた養生のすすめ～』をご覧ください）。

五行説による世界の分類は以下のとおりです（51ページ参照）。

五行説による五つのエネルギー

木

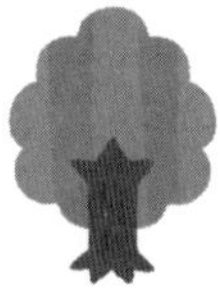

『発芽して伸びる力・上へ上へとすくすく成長する力』のエネルギー。

木のグループには、色だと**青**、五臓だと**肝**、季節だと**春**が該当します。

火

『物事の始まりと全体を統率する力・燃えて活性化する力』のエネルギー。

火のグループには、色だと**赤**、五臓だと**心**、季節だと**夏**が該当します。

土

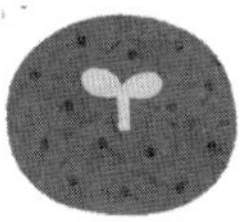

『安定と真反対の破壊と創造を司る力・下へ下へと送り出す力』のエネルギー。

土のグループには、色だと**黄**、五臓だと**脾**、季節だと**長夏**（51ページを参照）が該当します。

金

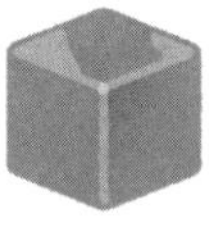

『秩序を保つ力・形をつくり引きしまっていく力』のエネルギー。

金のグループには、色だと**白**、五臓だと**肺**、季節だと**秋**が該当します。

水

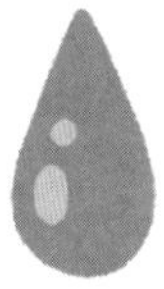

『生命力の源・静かに沈みしまっておく力』のエネルギー。

水のグループには、色だと**黒**、五臓だと**腎**、季節だと**冬**が該当します。

例えば、**春**は肝臓の季節です。新陳代謝がよくなるので、東洋医学では造血された血を貯蔵する「**肝**」の負担が増すと考えます。そこで春になると青物、つまり、にら、ほうれん草などを食べると肝臓によいというわけです。特に、レバーほうれん草炒めは『黄帝内経』にも出てくる養生食です。

夏には、**苦**味のあるものを食べると五臓の「**心**」を滋養します。血圧のコントロールにも役立ちます。

秋口に**肺**を病み、咳が出ているとなれば、「**金**」のエネルギーが不足、あるいは不調和と考え、金に分類される**白**いものを食べて補ったらよいというわけです。白いものですから、大根やレンコン、豆腐もいいですね。体質的に呼吸器が弱い方でしたら、通年、積極的に食べてください。

冬には、**豆**や**豚**肉を中心にタンパク質をたくさん取るようにしましょう。寒いので基礎代謝があがりますし、あげたい季節でもあります。タンパク質をしっかりとって筋肉量を維持しましょう。

五行分類表

		木《もく》	火《か》	土《ど》	金《こん》	水《すい》
五行の基本	五季（季節）	春	夏	長夏（残暑）季節の変わり目	秋	冬
	五気	風	熱	湿	燥	寒
	五色	青	赤	黄	白	黒
	五方	東	南	中央	西	北
五行と体の関係	五臓	肝《かん》	心《しん》	脾《ひ》	肺《はい》	腎《じん》
	五腑	胆	小腸	胃	大腸	膀胱
	五主	筋	血脈	肌肉《きにく》	皮毛	骨髄
	五味	酸	苦	甘	辛	鹹 塩からさ
	五志	怒	喜	思	悲（憂）	恐（驚）
	五官	眼	舌	口（唇）	鼻	耳
	五液	涙	汗	涎《よだれ》	涕《はなみず》	唾《つば》
五臓を補う食物	五果	李《すもも》	杏《あんず》	棗《なつめ》	桃	栗
	五菜	韮《にら》	薤《らっきょう》	葵《ふゆあおい》	葱《ねぎ》	藿《まめのは》
	五穀	麦	黍《とうきび》	稷	稲（米）	豆（大豆）
	五畜	鶏	羊	牛	馬	豚

東洋医学の五臓の働きを知る

五行説は自然界に存在するものを「木・火・土・金・水」の五つの属性に分けて、万物を捉えていきます。ですから、健康管理の基本となる五臓もそれぞれ、「肝・心・脾・肺・腎」に分類されると述べました。

注意したいのは、東洋医学でいう「肝」は、西洋医学でいう「肝臓」とは異なることです。「肝」は肝臓本体よりも広い生理機能を有し、精神活動をも支配します（臓腑の状態が心《こころ》の状態を左右する、ということです）。

他の臓腑も同様ですので、東洋医学の五臓の働きと、五臓が精神活動にどのように影響するかを説明しましょう。

五臓の働き①　肝が整うと穏やかになり、疲れると目に症状があらわれる

「肝」は判断力と計画性、性格や感情を司る「魂《こん》」を宿しています。自律神経と深い関係にあるため、ストレスの影響を受けやすく、東洋医学では「ストレスが強すぎると怒りっぽくなって肝を傷《いた》めやすい」といわれています。逆にいうと、肝が整っていれば穏やかで、何事にも積極的で前向きな人間になりやすい、というわけです。

肝は六腑の「胆（胆のう）」と表裏で動きますが、「胆」は決断力を司ります。肝は筋肉と関連があり、肝が充実していないと筋肉が衰え、体を思うように動かすことができませんし、白目が青みがかります。また、肝は「気」を体のすみずみまで行き渡らせ、「血」を活動時には体の各所へ分配、安静・睡眠時には貯蔵する仕事をしています。

ところで、肝炎になると白目が黄色みを帯びるなど黄疸《おうだん》の症状があらわれるのはなぜだろう、分類表に照らすと青ではないのかと思う方がいるかもしれません。これは、肝炎の症状が食欲不振、吐き気、嘔吐《おうと》などに及ぶと、肝だけでなく、脾胃も傷めているので、土の症状（土の五色は「黄」）もあらわれるからです。

五臓の働き② 心が整うと寝つきがよくなり、疲れると舌に症状があらわれる

「心」は心臓と脈管など循環器全般をさし、「気」と「血」の運行を推進します。人体のあらゆる器官を支配し、統括します。意識、思考、睡眠といった大脳に関わる精神活動を司っています。

「心」に不調をきたすと、もの忘れや寝つきが悪くなったり、むやみに汗をかいたり、赤ら顔になったりしてのぼせやめまい、頭痛など頭部に症状があらわれることもあります。また、「心」の不調は血管の集中する「舌」にあらわれ、味覚に影響を及ぼします。免疫系にも影響を及ぼしますが、これは心臓の近くにある「胸腺」と関連があると筆者は考えています。

脈を規則正しく送り出す働きをしているので、高血圧や不整脈、狭心症も

「心」の異常とみなします。喜びすぎや強い刺激も「心」にダメージを与えます。「喜は心《しん》を破《やぶ》る」といわれ、宝くじで高額な賞金が当たり倒れる、性行為の途中で亡くなるなどの事例が、それに当てはまります。

「心」は六腑の「小腸」と表裏で働きますが、心も小腸も熱を司る臓腑です。

五臓の働き③ 脾が整うと小事にくよくよしなくなり、疲れると口に症状があらわれる

「脾」は五行の「土」に分類されますが、地に種をまき収穫するというイメージから、ものを変化させ生み出すイメージです。具体的には、飲食物を消化吸収し、「後天の精」という生命エネルギーを抽出します。

そして、生命エネルギーを含んだ「血」を脈外に漏れないようにし、「血」とともに脈中をめぐり、全身に栄養を行き渡らせます。気血を上に持ちあげて、下がらないようにします（脾が弱ると内臓下垂、消化不良や体が浮腫《む》くんだりします）。飲食物を降濁《こうだく》する「胃」と対《つい》になり、風車のように体の「気」

をグルグルまわします。

口は消化官の入り口になりますが、不調の場合は、口内炎など口に炎症が出る場合が多いです。「思えばすなわち気結ぶ」といわれ、考えすぎや悩みすぎると気の流れが滞《とどこお》り、脾にダメージを与えます。恋煩《わずら》いで食欲がなくなり夜も眠れない、家族の病気が心配で食欲もなくなってしまうなどが、それに当てはまります。

五臓の働き④ 肺を病むと悲観的になり、疲れると鼻、のどに症状があらわれる

「肺」は気を司り、心を助けて五臓六腑の調整を行います。人体で一番高い位置にある臓腑であり、「水《すい》の上源」と別称され、呼吸によって人体の水を散布します。よって、皮膚、水分代謝を支配します。

毛穴や汗腺と関わりを持ち、免疫機能のメインでもあります。肺と表裏をなすのは六腑の「大腸」ですが、西洋医学でも大腸が免疫系を司っているこ

とは周知の事実です。お肌がキレイで美しい状態を保とうと思ったら、肺を整え、皮膚に水分を行き渡らせ、同時に腸を整えればよいのです。

「肺」は呼吸により、「天の陽気（＝空気）」を取り入れ、前述した「脾」の「地の気（＝後天の精。飲食物から得られるエネルギーのこと）」と合わさって、気、血、水《すい》（津液《しんえき》。津液とは東洋医学でよく使用される言葉ですが、体液のことをさします。つまり、唾液、涙、汗、胃液も含まれます）を生成します。肺の調子が悪いと、鼻に症状があらわれたり、咳や声枯れが出ます。

また、「肺」は本能的で無意識的な精神行動を司り、肺を病むと物事を悲観的に考えるようになります。

五臓の働き⑤ 腎が弱まると恐怖を感じやすくなり、疲れると耳に症状があらわれる

「腎」は「先天の精」という親からもらった生命エネルギーを宿している生命力の根源で、人間の成長、発育、生殖を司ります。腎は原気《げんき》を蔵《ぞう》するといっ

て、元気の源です。根気や集中力などと関係し、粘り強さや、手先の技巧とも関係あります。

水分代謝の他、肺で吸い込んだ天の気を人体下部までおろす働きをします（深い呼吸を司ります）。腎臓に加えて副腎も含まれ、骨、生殖器、脳、神経も関連します。「心」と「肝」は、それぞれ「心火」「肝火」というように、熱を持つ臓腑ですが、これを鎮静するのが「腎（腎水）」です。

熱や熱感のある症状だけでなく、心や肝のところで述べた症状を鎮静し、体を維持するため、日々休むことなくコツコツ仕事をする臓腑です。根気強く続けることができるのは、「腎」の力がしっかりある証拠です。

「腎」が弱まると「耳」、二陰といって「尿道口」と「肛門」に症状があらわれます。腎と膀胱は西洋医学でも同じ流れの中にあるので、表裏の関係なのは、至極自然と思われるのではないでしょうか。感情としては、腎が弱まると恐れやすくなったり、驚きやすくなったりします。

元気の根源である「腎」を補う

五臓の紹介をしましたが、中でも体の陰陽を調整する大きな仕事をしているのが「腎」です。

腎のエネルギー（気）には「腎陽」と「腎陰」があるのですが、歳を重ねると生命力を宿す腎が虚します。「虚する」というのは通常よりもダウンした状態、パワー不足の状態を指します。

腎における陽のパワー不足は「腎陽虚」で、「陽＝熱」が不足しますから冷えの症状（特に下半身）、下半身に力が入らない、腰がだるい、夜間頻尿、尿切れが悪いなどの症状があらわれてきます。

一方、腎における陰のパワー不足は「腎陰虚」で、陰のパワーというのは冷やすパワーですから、のぼせやすい、ほてり、目がかすむ、目の疲れなどの症状があらわれます。

このように「腎」は親からもらった生命エネルギーを宿す元気の根源であるだけでなく、体の陰陽を調整する大きな仕事もしているため、**腎が弱まると老化が進行**してしまいます。つまり、老化はどこからやってくるのかの**答えは、腎（の衰え）**からだったのです。


本書では老化を防ぎ、生命力を補う手段として、「肝腎かなめ」のうちの一つ、腎を補う**「補腎」**をベースに、その他五臓六腑の養生術をまとめました。

それでは、次章から100歳で元気をめざす、実践的な養生術を紹介しましょう。

東洋医学の基礎知識

世界には真ん中がある！

五行説を生んだ考え方

［五行と季節と方角の分類図］

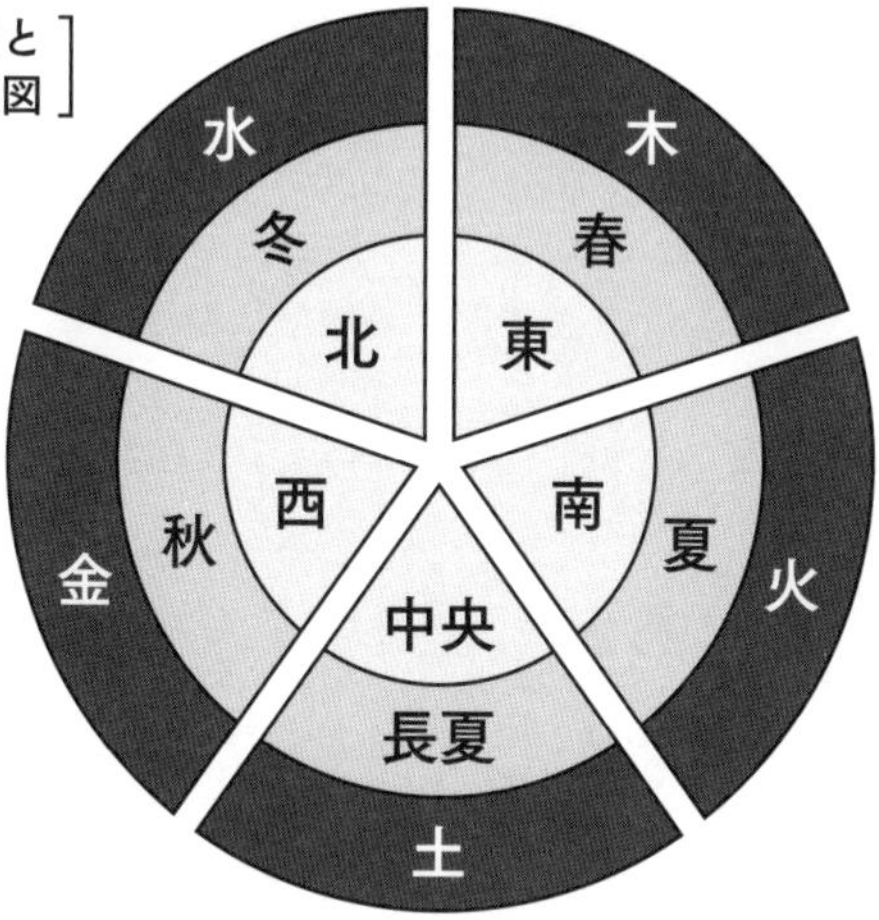

陰陽をそれぞれ二分すると、全体では四つに分かれます。季節で考えるなら、冬至と夏至、春分と秋分が基準点となり、四季ができました。これに真ん中(中央)という発想が加わり、世界を五つに分類していく考え方が生まれました。

これを「五行説」といい、自然界に存在するものを、「木・火・土・金・水」の五つの属性に分類するものです。五行説による季節と自然の分類は、春夏秋冬の養生において重要な指針となります。

「四季なのに五つに分ける」という発想に違和感を覚える方もいるでしょう。日本人は元々、自然由来の四分で発想しているので四季になるのですが、古代中国人は四つを統括する真ん中（中央）という着想を得たので五行（五季）になるのです。

本書も五行を活用した養生術を唱えていますが、慣れない方はまず基本の四つ、木火金水（春夏秋冬、東西南北など）から入ることをおすすめします。

東洋医学の基礎知識

四色と他の色の違いは？
赤は明るく季節なら夏、方角なら南

色の中で、「〇〇い」と使えるのはどれでしょう。

「青い」「赤い」「白い」「黒い」の四つだけが、色の後に「い」をつけても自然な言葉になります。

「緑い」「紫い」とはいいません。「緑色い」ともいいませんが、「黄色い」「茶色い」とはいいます。しかし、もちろん「黄い」「茶い」とはいいません。

この違いは、色だけを指しているのではなく、「青、赤、白、黒」の四色が明るさと彩度も表しているからだといわれています。

青 … **あわし**（淡い）

赤 … **あかし**（明るい）

黄 … ×

白 … **しろし**（著《しろ》し）※はっきりしているの意

黒 … **くらし**（暗い）

清少納言の『枕草子』の冒頭を思い出してみましょう。

「春はあけぼの。やうやう白くなりゆく山ぎは、すこしあかりて、紫だちたる雲のほそくたなびきたる」（春は夜がほのぼのと明けようするころがいい。だんだんとはっきりしながら、山際のあたりがいくらか明るくなって、紫がかっている雲が横に細くたなびいている）

朝日が出る間際の時間、だんだんと山の際がはっきりしてきて、同時に空が明るくなっていく。少しずつ光に満ちていく美しい風景がイメージできますね（実際に色を表しているのは紫色だけです）。

各色の特徴を五行分類表（51ページ）から見てみましょう。

青 といえば、**青**や**緑**だけでなく、**淡い**ものも含む

⇒ 季節なら「**春**」、方角なら「**東**」 夜明けのイメージから

赤 といえば、**赤**のものだけでなく、**明るい**ものも含む

⇒ 季節なら「**夏**」、方角なら「**南**」

白 といえば、**白**だけでなく、**はっきりした**ものも含む

⇒ 季節なら「**秋**」、方角なら「**西**」

黒 といえば、**真っ黒**だけでなく、**暗い**ものも含む

⇒ 季節なら「**冬**」、方角なら「**北**」

このような分類になるのです。

［色と季節と方角の分類図］

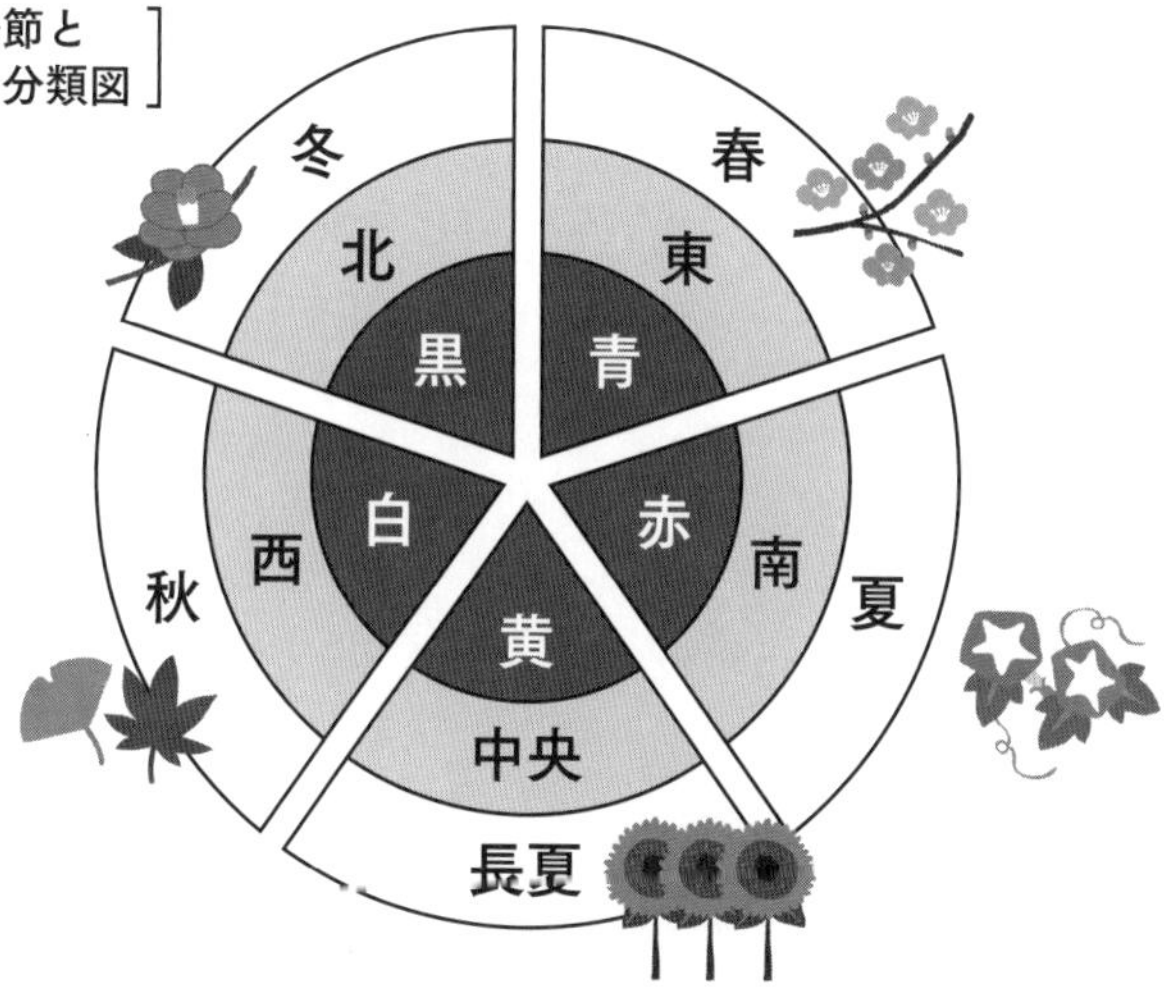

東洋医学の基礎知識

五行の黄色はなぜ真ん中なのか
中国では中央を守る神が「麒麟」

古代中国人は「真ん中＝中央」というものを発見し、五行説が生まれたと述べましたが、木火金水（東西南北）はそれ以前からありました。これを「四象」といい、はるか昔からある理《ことわり》（「先天」）と考えました。それは、人間が自然を通して発見したものだからだと、私は解釈しています。

一方、「中央」は、この「四象」の真ん中に位置して四つを統括したいという人間の着想から生まれたものです。そこで、「五行」は「後天」といわれます。自然と人間を統治、組織していくうえで、「中央」という基点を持つことは当時革命的なことだったに違いありません。

ではなぜ、中央が黄色になるのでしょう。五行説が紹介される最古の文献は東洋哲学の大元である、中国の『易経《えききょう》』です。今から3500年前に成立したといわれている書物ですから、これについては諸説あります。

私は黄という色が、四象の四色より肌の色に近く、色のパワーとしても「和」を司るからかなと思ったので、仁愛中国鍼灸院の初代院長で西洋医の資格を持つ中国人に聞いてみました。

すると、中国では、中央を守る神が「麒麟《きりん》」（もしくは「黄龍」）であり、「黄色＝中央」という思想は血肉の中に刷り込まれているので、もはやなぜと考えることさえしない、ということでした。

ちなみに、麒麟とは中国神話の霊獣です。五行説における五神の中の一つで、中央に配置されます。四神（四獣、四象ともいう）は東の青龍《せいりゅう》、西の白虎《びゃっこ》、南の朱雀《すざく》、北の玄武《げんぶ》です。

現存する世界最古の医学書が『黄帝内経』で、中華民族のゆりかごとなったのが「黄河」流域ということからもわかるような気がします。きっと、「黄色いものを食べたら、体の中心にある『胃』がよくなった！」という人々の経験からきている可能性も大いにあると思っています。

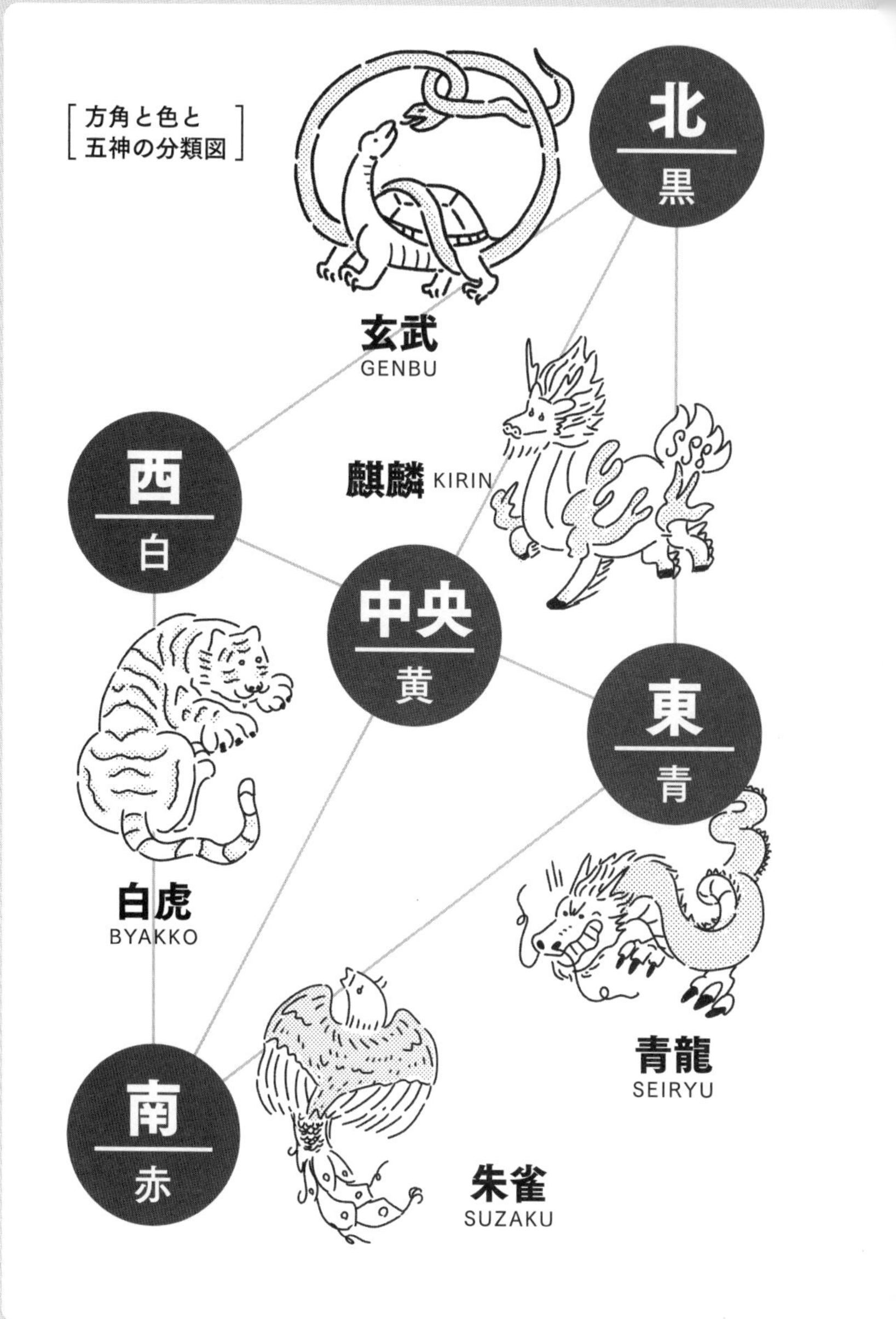
方角と色と
五神の分類図
北
黒
玄武
GENBU
西
白
麒麟 KIRIN
中央
黄
東
青
白虎
BYAKKO
青龍
SEIRYU
南
赤
朱雀
SUZAKU

東洋医学式
「人生100年」の養生術

第3章

疲れを翌日に持ち越さない養生術

「疲れたー！　疲れちゃったーー!!」

心の疲れ、体の疲れ。

人間関係に軋轢《あつれき》が生じないよう気配りを続けたら、

イライラして叫びたくなるのも当然です。

体を酷使するハードワークで毎日疲れている、という人も多いでしょう。
現代社会は、疲労で心身がまいっている方が本当に多いです。
疲労とは体や心をすり減らして、エネルギーが下がっている状態です。

疲労が原因で病気になったり、
過労による判断ミスで事故が起きたりすることもあります。
過労死が労災認定されることも珍しくなくなりました。

つまり、疲れが「死」と結びつくようになってきたということです。

本来、日々の疲れは睡眠で解消できるものです。

もし、朝起きて疲労感が残っていたら、
疲れをためない養生術を今すぐ実践しましょう。

より長く、元気に働いていくため気をつけること

政府が人生100年時代を見据え、一億総活躍社会の実現をめざしていることは36ページで述べましたが、その背景にはなにがあるのでしょう。もちろん「平均寿命の延び」がありますが、それだけではありません。日本の人口がこれから急激に減っていくことへの対策であるのは、間違いないでしょう。

国立社会保障・人口問題研究所が発表したデータ（2018年）によると、2045年に日本の総人口は1億642万人になります。2015年の総人口が1億2709万人ですから、30年で2000万人以上の減少です。同時に高齢化も進みます。2065年の総人口は8808万人となり、65歳以上の老年人口比率は38・4%と、ほぼ4割が高齢者になります。つまり、

高齢者が定年退職したままリタイアすると、労働人口の比率はますます厳しいものになるのです。そこで政府がうちだしてきたのが「一億総活躍社会」というプランです。

未来を想像すると、少子化で社会保障財源がひっ迫し、年金給付年齢が引き上げられる、たとえ年金がもらえてもそれだけでは生活していけないなどの状況から、退職後も働くことを選ぶ人が多くなると思います。

政府の後押しがありますし、人手不足や老後の不安の面からも体が動くうちは仕事をしていこうという考えがこれからの日本に広まっていくでしょう。つまり、私たちは高齢になっても働き続けることを意識しなくてはならないのです。

それでは、人生においてより長く、元気に働いていくためにはどんなことに気をつけたらよいでしょうか。その答えの一つは、「**疲れをためないように日々過ごす。たとえ疲れても、すぐに手当て（養生）し健康を回復する**」

ということです。疲れがたまるとカゼや内臓の病気だけでなく、大怪我《おおけが》をしたり、大事故にあう可能性がとても高くなります。

「疲れが取れない」

これは、患者さんがよく口にする言葉の一つです。

女性の35歳、男性の40歳を過ぎたくらいの方でも、疲れが取れないとおっしゃる方が本当に多い。現実には、企業戦士として、あるいは一家の大黒柱として長時間労働したり、仕事をしながら主婦をしたり、子どもの習い事や受験のサポートをしたり、親の介護があったりと、疲れの原因はたくさんあります。年齢を重ねるとますますその傾向が強まっていきますが、それでも今日の疲れを翌日に持ち越さないように意識しましょう。日々の生活の積み重ねが、自分の未来の体をつくるのです。

それでは、疲れをためない養生術を紹介しますので、上手に活用し習慣化して、健康長寿をめざしてください。

生活はハレとケを意識してスケジュール調整を

日本には「非日常」をさす「ハレ」と、「日常」をさす「ケ」という言葉があります。これは東洋哲学の陰陽論がベースになっています（東洋哲学では「日常が陰」「非日常が陽」となります）。

日本独特のハレを感じられるのは、「晴れ着」「晴れの日」「晴れ舞台」などお祝いやお祭りとつながる特別な日ですね。

例えば、「お正月、節分、ひな祭り（桃の節句）、端午《たんご》の節句、七夕《たなばた》祭り、夏祭りや収穫祭などのお祭り、忘年会や大晦日《おおみそか》など年末の行事」、一生の区切りである「百日祝い、七五三、成人式、結婚式」などの日は、おめかしした服装で着飾り、ここぞとばかりにご馳走を食べ、楽しい時を過ごします。

着物を着たり、お神輿《みこし》を担《かつ》いだり、子どもや孫の成長した姿を見ながら、行事に則《のっと》った縁起物の特別なお料理をつくる。これは普段得られない体験ですから、脳が刺激されます。また、多くの人たちと喜びを共有するので多幸感も得られます。

人生の節目節目において区切りを感じることは生きていく糧《かて》となり、「気があがる」時ですから、ハレの日は大切にしたいですね。

一方、ケは毎日の日常生活。昔はハレの機会が少なく、一年のほとんどは地味でシンプルなものでした。食事でいえば、質素ながらもバランスの取れた「一汁三菜」の玄米食がその典型です。毎日食べても飽きることがなく、体をつくるのに必要不可欠な栄養がそろっています。

派手さがないので、食べてウキウキすることはないかもしれませんが、臓腑への負担は最小限で、リラックスにも役立ちます。臓腑はご馳走を食べると仕事量が増えて、体が疲れてしまうのです。質素にみえても、普段はしっかり野菜と雑穀をとり、丈夫な体をつくりましょう。

服装についていうと、自宅では年がら年中、ジャージやスウェットなどで過ごす方もいますが、それでもかまいません。プライベートな日常は、楽な服装で過ごすのが一番です。締め付けの少ないものを着て、呼吸を大きくしていきましょう。

疲れをためない生活の原則は、「ケ」である地味で質素な日常生活を基本にすること。その合間に、ポーーーン、ポーーーンとハレの行事が入るくらいがバランスとしてはちょうどよいのです。

年末年始のように行事がたくさん入る時期もあるでしょうが、普段は多くても週1、2回程度に抑えるのが理想的です。疲れをためないように、楽しいイベントを入れすぎていないか、飲酒が続いていないか、スケジュールを見直して調整してください。

次項から、ご馳走を連日食べて臓腑を疲れさせないように、陰《ケ》と陽《ハレ》の食事について説明します。

「食品の寒熱」を意識する

「ケ」の食事は体の元をつくるもの、「ハレ」の食事は体に大きなエネルギーを与えるものというイメージです。

見た目も艶《つや》やかな「ハレ」の食事は、かつては年に数えるほどの機会しかありませんでした。時が経《た》ち、現代日本では「毎日がご馳走」という方も少なくないと思います。地味で質素な「ケ」の食事より、「ハレ」の食事が多くの割合を占めるようになったこと。実は、この食生活が臓腑にとって大きな負担となり、健康や寿命を損《そこ》なう原因となっています。

そこで、「食品の陰陽」をさらに分類した、個々の「食品の寒熱」を意識して、疲れにくい体を手に入れましょう。食品の寒熱とは体を冷やす、温めるなどの観点で、**五つの性質**に分ける考え方です。

食品の五つの性質

性質	体に及ぼす作用	主な食品
熱性	体を温め血行をよくします。糖分を分解する作用があり、滋養効果があります。また、冷えによる下痢止めの効果もあります。	唐辛子、こしょう、にんにく、山椒、シナモン、羊肉、お酒
温性	熱性と同じ効果がありますが、熱性より効果が穏やかです。冷え性の方の常食にも向いています。	鶏豚牛のレバー、ナツメ、生姜（加熱）、もち米、ネギ、しそ、みかん、梅、ゆず、酢、霊芝、杏仁、納豆
平性	中庸。体を温めもせず冷やしもしないため、偏った影響が少なく、常食に向いています。熱性・寒性など強い刺激を緩和する力があり、料理に使いやすいです。体質を選ばないため、体が弱っている時にも食べられます。	牛肉、牛乳、卵、蓮の実、ハチミツ、とうもろこし、キャベツ、にんじん、ジャガイモ、長芋、しいたけ、ぶどう、すもも、レモン、大豆、小豆、菊花
涼性	寒性の食品より穏やかに体に作用します。のぼせ、ほてり、微熱などの改善や熱中症の予防に効果があります。	大麦、あわ、そば、タケノコ、トマト、キュウリ、レタス、セロリ、ほうれん草、緑豆、リンゴ、梨、ウーロン茶、ハトムギ
寒性	熱を冷ましたり、解毒効果があります。排便を促すので便秘症の改善にも。のどの痛み、顔の赤みなどの改善に効果が期待できます。	塩、白砂糖、にがうり、スイカ、レンコン、ナス、かに、昆布、わかめ、あさり、しじみ、はまぐり、ウコン、バナナ、メロン

具体的にいうと、**陰の食べ物は「体を冷やし、ゆるめる」（寒性、涼性）、陽の食べ物は「体を温め、しめる」（熱性、温性）**という性質があります。

「体をゆるめる、しめる」という感覚を、陰陽のイメージで補足しましょう。男性（陽）は筋肉質でひきしまり、暑がりです。一方、女性（陰）は柔らかく、冷え性の傾向があります。また、トマトやキュウリなどの夏野菜（陰性、涼性）を食べると、体は水気が多くなり涼しくなって、ポテっとします。これは「ゆるむ」状態。肉類（陽性、温性）などを食べると筋肉はよく動き、通常より水分がなくなります。これが「しまる」状態です。

最後の性質、**陰陽のバランスのよい食べ物は平性**といいます。今日のような〝大量生産、大量消費〟と物流の発達した社会が到来する以前、日常の食事は身近な土地でとれた「平性」の食べ物が中心でした。**体と土地は切り離せない関係（身土不二《しんどふじ》）**にあるので、自分の住むところから10キロ以内でとれた、〝地産地消〟の平性の食べ物は、体にやさしく健康によいのです。

日常の食生活は、「ケ」を中心に

それでは、「ケ」の食事、つまり日常の食事はどんなことに気をつけたらいいでしょうか。おすすめは、先述したとおり**平性の食品を多くとる**ことです。平性の食品を食生活の基本にすることで、**体を中庸に保ちやすくなります。**

特に春と秋は、体を中庸に保つ食品を意識してとってください。春分と秋分では、昼と夜の長さがほぼ等しくなります。陰陽が均衡している時なので、体の陰陽も均衡させて「平」にするのがよいのです。

気候に合わせて陰陽バランスを取っていくのが「ケ」の食事のポイントですから、**夏の暑い時は、涼性・寒性の食品を増やす、冬の寒い時は温性・熱性の食品を増やす**とよいでしょう。

食品の寒熱については、以下のような観点で見極めてください。

基本的に、住んでいるところより**南でとれたものは体を冷やす「冷性」や「涼性」の食品**となり、**北でとれたものは体を温める「熱性」や「温性」の食品**が多くなります。

季節によっても影響されます。通常、晩秋から冬に収穫されるもの、例えば大根などの根菜類や、サツマイモやサトイモのようなイモ類は、加熱調理した場合、冬の冷えから体を守ってくれる「温性」の食品となり、春の後半から夏に収穫されるもの、特にトマト、キュウリ、レタスといった夏野菜は体を涼しくしてくれる「涼性」の食品となります。

「ハレ」の食事では、お酒や肉類、辛味などの刺激物をたくさん食べることがほとんどでしょう。「熱性」の食品は体に熱を与える力を持っています。その反面、パワーが強いので、消化吸収にもパワーが必要となり、胃腸への負担は大きくなります。

たまに少し食べるのはよい滋養となりますが、連日連夜、ご馳走をいただくとエネルギーの過剰摂取で、臓腑はめっきり疲れてしまいます。例えば、お酒は「熱性」の食品ですが、体の持っている陽のエネルギーを大放出させてしまうため、酔いが醒《さ》めてくると「冷え」が生じます。量と頻度が多いと体を壊すのはそのためです。

　現代の食生活は、外食や会食の機会が多いだけでなく、日常の食事も「ハレ」によっています。これが疲れやすい体の原因の一つになっていると述べました。特に、輸送手段と保管方法が発達した現代日本では、身土不二で食生活を成立させるのは意識しないと難しいですが、その一方でほぼどんな食品でも手に入ります。食品の特性を把握して、健康に役立ててください。

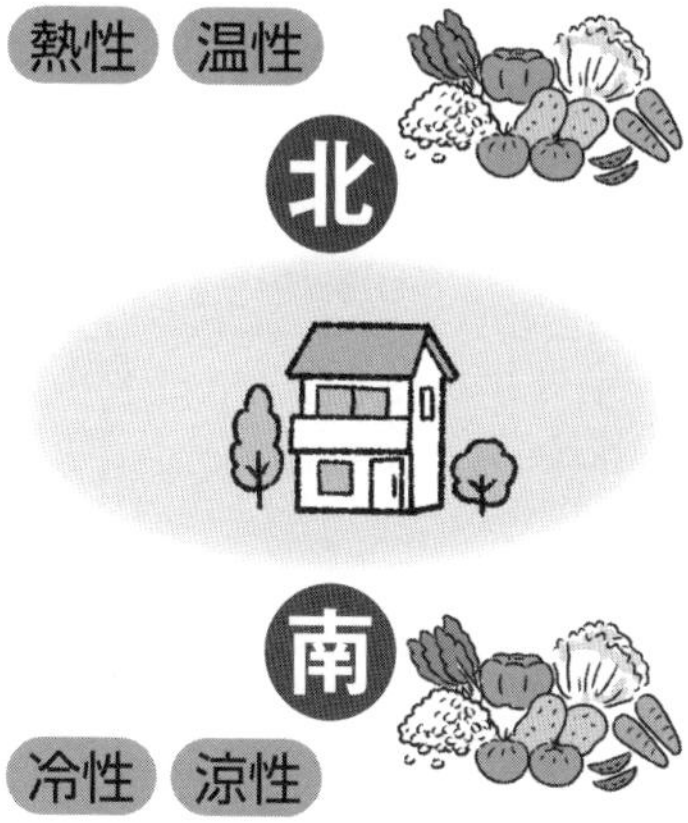

ぷち断食で疲れた臓腑を浄化する

「ハレの食事の割合は、どれくらいが理想的でしょうか」

「選べるなら夕飯よりも、ランチでご馳走をとりましょう。その場合、個人差はありますが、目安として週3回までは大丈夫です。夕飯でハレの料理をいただくのは、おおむね1週間のうち1度か2度が『ハレ』で、残りは『ケ』くらいの気持ちでいたほうがいいでしょう」

もしも患者さんに質問されたらこのように答えますが、仕事の宴会や接待、家族や親族の行事などで、ゴージャスな食事が続くこともあるでしょう。

その結果、胃もたれで苦しい、体重が一気に増えたなど体の変調を感じたら、**3日以内の「ぷち断食」**をおすすめします。

1日にリンゴを毎食、一つか二つ食べます。そのあとに、少量の食事をとります。総量はいつもの3分の1程度にします。

不調が著《いちじる》しい時は、リンゴだけにしてもかまいません。その場合、リンゴの個数に制限はありません。リンゴだけの場合は、なるべく皮ごと食べるようにして、3日を限度としてください。

飲み物は脱水状態にならないようしっかりと飲みましょう。リンゴは胃をはじめとして、全身の養生《ようじょう》になります。臓腑を休め、疲れを取り除くにはもってこいです。

リンゴにかぎらず、**食事はしっかりと咀嚼《そしゃく》して食べてください**。噛むことで、脳にこれから消化吸収するのだとインプットが入ります。そして、臓腑にリンゴを消化吸収しますよという指令が出ます。

ジューシーなお肉を食べる時と、リンゴを食べる時では消化吸収に使う酵素の出方が変わります。例えば、ステーキを食べたいとなると、「もうステーキの口になっちゃった」などと言います。ステーキが食べたいのに、目当てのお店は混雑して入れなかった。かといって、今からお寿司に変更するのは無理！　というような状況です。

これは実際、ステーキを消化吸収する命令を脳が出してしまって、体が反応してしまったということです。

東洋医学では、バランスを大事にします。ですので、何か**一つだけをずっと食べつづけるダイエットには否定的**です。

日本人は真面目な気質を持っているので、「○○がいい！」と聞くとそればかり摂取する傾向にあります。バナナダイエットや鶏のササミと胸肉でプロテインダイエットなど、数えきれないほどです。

ここで紹介した、3日間のリンゴ断食は臓腑を休めるのが目的であって、体重をコントロールするためのものではありません。あくまでも、臓腑を休め、疲れを取り除くための暫定的な手段と考えてください。

疲れを取る食養生は「5：3：2」の割合で

東洋医学には、「24時間の中で臓腑ごとに活性化する時間が異なる」という考えに基づいた「**時辰治療**《じしん》」があります。これを活かして養生に取り入れましょう（時辰治療に基づいた2時間ごとの養生術は、第4章で詳述します）。

例えば、消化吸収の主役である「胃」が活性化するのは午前7時～9時なので、この時間に1日の食事の半分（5割）をとるのです。

逆に、夜は寝るだけですから、そんなにたくさんのエネルギーを必要としていません。できれば、**胃袋をからっぽに近い状態にして、睡眠中に臓腑をしっかり休めましょう。**

そうすることで、睡眠が深くなり、体全体が回復に向かいます。また、東洋医学で胃の経絡《けいらく》の流れは、ホルモン分泌と密接なつながりがあり、胃袋をからっぽに近い状態にして寝ることは、アンチエイジングにもつながります。

逆に、夕飯をたくさん食べてしまうと睡眠に入る時、まだ胃にものがあるということになり、消化器系を中心に臓腑へ負担をかけ、疲れをためる原因になります。

近年、逆流性食道炎（強い酸である胃酸が食道に逆流し炎症を引き起こす病気）で悩む方が増えています。ストレス社会ですからいろいろな誘因が考えられますが、特に夕飯に「熱性」の食事をすると、逆流性食道炎のリスクが高まります。胃袋にも元気に活躍したい時間帯と、ゆっくり休みたい時間帯があるということですね。

胃袋の活躍したい（活性化する）時間帯を踏まえると、最適な食事の割合は「**朝食5：昼食3：夕食2**」となります。究極的には、毎日5：3：2で三度の食事をするのがおすすめです。しかし、このペースを厳密に守るのは難しいという方は、体の疲れを感じたら、この割合に変えて食べてみましょう。

5	3	2
朝食	昼食	夕食

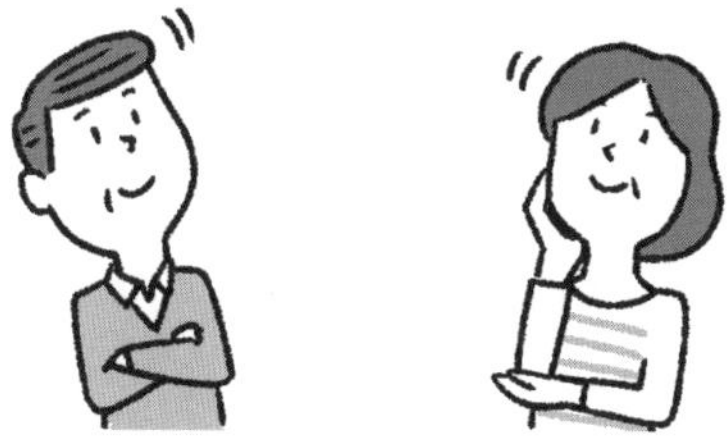

1週間、3日、たとえ1日でもかまいません。できる範囲で気軽に試してください。それだけでも、体の疲れを取ることができます。イメージとしては、夕飯に食べているものを朝食べるつもりでいればいいでしょう。

夕飯は家族との団らんでどうしても食卓に多品目の料理が並んでしまうというご家庭では、自分の分だけ量を減らし、翌日の朝食で、前の日の夕飯で遠慮したものをしっかり食べるのもよいやり方だと思います。

疲れた時は、疲れた体の部位と同じものを食べる

サプリメントや栄養ドリンクではなく、食べ物自体の力で、速《すみ》やかに疲れを取りたいと思った時はどうしたらいいでしょう。

私が実践している、「**疲れを感じた体の部位と同じところを、活きのいい動物や魚からとってパワーを補う**」養生術を紹介します。

中国の薬膳《やくぜん》に「**同物同治**《どうぶつどうち》」という言葉があります。体の不調な部位を治すには、調子の悪い部位と同じものを食べるという意味です。東洋哲学、医学の影響を受けている中国においては一般的な考え方です。

例えば、よく肝臓が疲れたらレバーを食べろといわれます。春は肝臓の季節です。50ページでも述べたように、新陳代謝がよくなるので、東洋医学では造血された血を貯蔵する「肝」の負担が大きくなります。そこで、にらレ

バ炒めやレバーほうれん草炒めなど、レバーを使った料理がおすすめとなるのです。

西洋医学でも、新陳代謝があがると肝臓の仕事は増えると考えます。胃腸で得た栄養を蓄えているのが肝臓です。

大半はグリコーゲンに合成され貯蔵していますが、必要な分のエネルギーはグルコースに分解して放出します。

東洋医学と西洋医学はまったく別な文化ではありますが、同じ人体を扱うので案外と似たようなことや、共通する内容も多くあります。

とはいえ、私は同物同治のエビデンスを示す文献を知りません。特定の部位を食べることで病気が治るとも考えていません。

しかし、弱体化している臓腑、筋肉などのパワーを食べ物で補うという発想は、生き物としての人間が持つ本能から生じるもので、多くの民族が共有しているものだと思います。

そこまでの背景がわからなくても、「肝」が疲れたら牛、豚、鶏などの肝臓（レバー）を、「胃」が疲れたら胃（ガツ）を、「心」が弱ったら心臓（ハツ）を、「腎」の調子がよくない時は腎臓（マメ）を、「目」が疲れたら魚の目玉を食べればいい、と覚えておけば実用的ですね。

私自身も身内が亡くなった時にストレスから、味覚がなくなったことがありました。その時は、中国人医師から舌（タン）を食べることを勧められました。実際、3日ほど夕食にタンを食べるよう心がけたら、通常の味覚に戻りました。

また一時期、仕事のストレスから急に軽い耳鳴りがして、1週間くらい続きました。そこで、耳（ミミガー）を食べるようにしました。すると、継続的にあった耳鳴りの頻度がだんだんと減り、1週間ほどで耳鳴りが消えました。

慢性的、年齢的なことから来る症状にどのくらい効果があるかわかりません。耐え難い強い症状ならば病院で受診をされたほうがいいですが、一時的な不調なら体と相談しつつ、同物同治を試してみるのも悪くないでしょう。「どうせ食べるのだから、疲れが取れそうなものを食べてみようか」、そんな軽い気持ちの養生が効果を表すこともあるものです（ただし、普段食べ慣れていない部位は、弱っている体に負担をかける可能性もあります。しっかり加熱した食材を食べるようにしてください）。

ちなみに、同物同治とは反対に、不要なものは食べないという発想もあります。昔、中国の皇帝はあまり動かないので、筋肉が疲弊することはありませんでした。それゆえ、養生として、動物の皮や臓腑は食べますが、いわゆる「肉」、例えばモモ肉、胸肉、バラ肉（あばらの肉）などは養生としては食べませんでした（北京ダックは「皮」しか食べません）。

皇帝が食べると太って、長寿から遠くなるという発想があるのです。肉は下々《しもじも》の、例えば兵士など筋肉を使い、戦い、労働する者が食べるものなのです。

中国人医師たちから聞いた話ですが、理にかなっています。

疲れをためない生活は、選択と集中から

人間は欲張りな生き物です。素敵なものを見たり聞いたりすると、自分も手に入れたい、自分もそうなろうと思います。

ある晴れた日、素敵なイングリッシュガーデンを訪問し、バラを観賞した時のこと。私もバラに囲まれた生活をしてみたいと思い立ち、早速バラを育ててみましたが、そう簡単にはいきませんでした。

今では、絵に描いたようなイングリッシュガーデンはとうに諦め、細々と何鉢かのバラを育てています。

素敵なものに刺激されるのは、向上心がなせることでもあり、悪いことではありません。むしろ、人間の美徳かもしれません。とはいえ、情報があふれ、毎日時間に追われるような生活を過ごしていると、取捨選択がより重要

であることに気付きます。

何が言いたいかというと、バラに囲まれた生活はバラを育てるのが上手な方にまかせて、自分のできる範囲のことをやるのがよいだろうということです。本書を手に取ったあなたは、おいくつでしょうか。もし40歳を過ぎているようであれば、無理は禁物。孔子も「四十にして惑わず」と言いました。

40歳を過ぎたら、**なんでもかんでも飛びつくのではなく、憧れの具現化につながると強く感じたもの、これと決めたものを極めていく**のがよいでしょう。

誰であれ、無限の体力、無限の財力、無限の時間を手に入れることはかないません。**歳を重ねるごとに余計なものを切り捨て、本当に得たい物事に注力する**必要があります。

もちろん、いろいろやることがストレス解消になるという器用な方もいますが、基本は選択と集中を考えて行動してください。それが、疲れをためない生活につながります。

お風呂は最高の養生の時間

日々の疲れをリセットする最良の方法の一つが、入浴です。全身の血行がよくなり、適度に汗をかくので、デトックスになります。

シャワーだけでは、疲れの解消に不十分です。患者さんを診ていると、特に下半身に病気とまではいかないけれど、疲れやなんとなくいつもと体型が違うと感じるくらいの浮腫《むく》みがある方は、シャワー生活の方に多く見受けられます。心あたりのある方は、冬はもちろん、夏の暑い時季でもお風呂に入りましょう。**1週間続けてお風呂に入ってみると、症状が改善する**方が多くいます。

では、入浴の時間帯はいつが効果的なのでしょうか。入浴直後は脳への血流が増し、脳の活動が活性化します。入浴後2〜3時間経つと、脳が沈静す

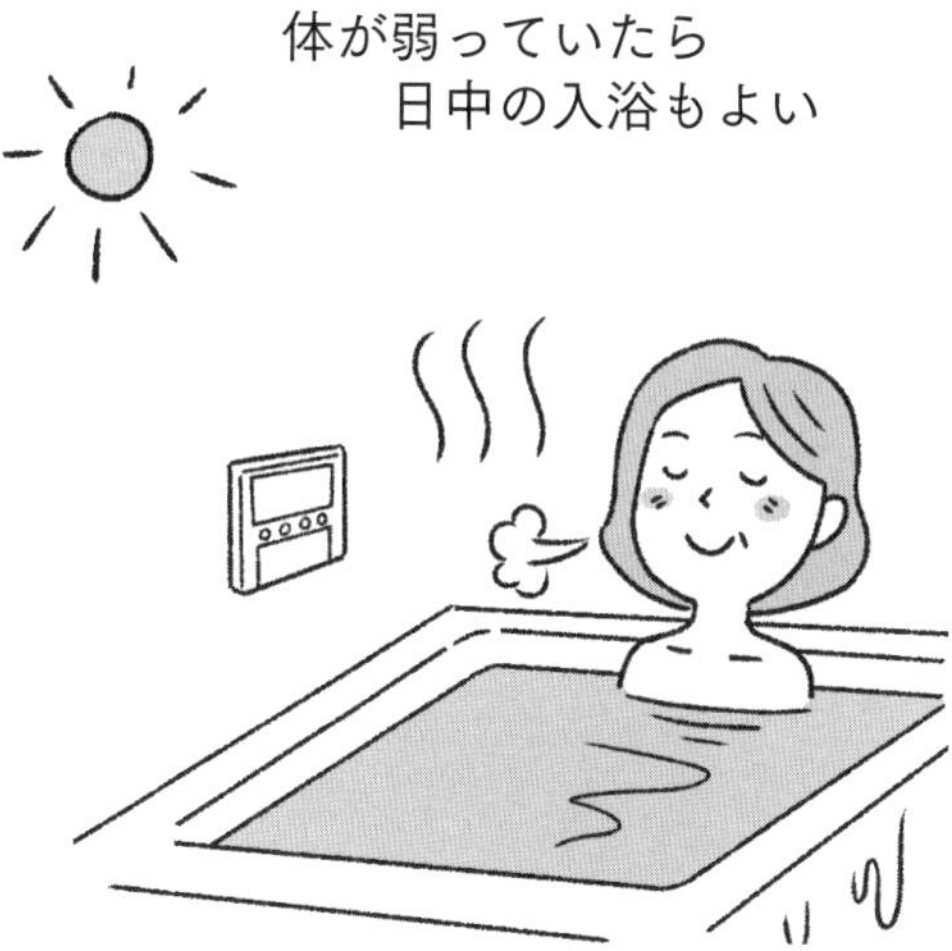

るので入眠しやすくなります。そこで、入眠予定の2〜3時間前には入浴しておきましょうと紹介する本がたくさんあるわけです。

そのため、入浴のベストタイムは入眠予定の2〜3時間前と思いがちですが、必ずしもそうとは限りません。特に、病気や怪我の後、高齢で体が弱ってきたら、**太陽のある時間の入浴を心がけ、日没後はやめたほうがいい**でしょう。

入浴は軽く運動したような状態になるので、活動的な日中の入浴は体のリズムと調和し、健康にとてもよいからです。心臓への負担も少なく、湯冷めのリスクも少なくすみます。これが入浴の基本です。

夏と冬のお風呂の入り方

四季の中でも暑さ寒さの激しい夏と冬は、疲れがどっと出て体に異変が起きやすい季節です。この季節ならではのお風呂の入り方を紹介しましょう。

夏のお風呂は、長湯が苦手な方なら、**やや熱めのお湯（40～42度程度）に短時間**入るのがいいでしょう。心臓に問題なければ、朝風呂もおすすめです。朝からしっかり汗を出してあげると、毛穴の開閉する機能が活性化して、暑い時でも疲れにくくなります。

夜の入浴は体を涼しくすることができます。**やや熱めのお湯（40～42度程度）に短時間入る場合、寝る前の1～2時間前に10分以内の入浴**をします。そうすると、一度上がった深部体温が、1時間ほどでぐっと下がって、寝つきがよくなります。長めの入浴だと寝る前2～3時間、短めの入浴だと1～2時間で脳が沈静すると目安にしてください。

猛暑日がつづく時はシャワーをうまく活用しましょう。疲れを取るというより、**体の熱を取るため**です。日本より暑い東南アジアの国々では、1日に何度も水浴びをして体の熱を取り除きます。インドネシアでは1日に5度も水浴びをします。汗を流して、着替えをしてあげると体も心もすっきりしますね。気温によって、入浴回数と方法を調整することは賢い養生法です。

冬の入浴で一番気をつけたいのが、浴室と脱衣室の温度差によるヒートショックと、入浴後の「湯冷め」です。寒い季節になるとリビングなどの通常の室温と比べて、10度以上の温度差になることもよくあります。このような環境下では血圧は上昇します。

さらに、入浴時は最初、一時的に血圧は上がります。これが突然の「脳出血」「脳梗塞」「心筋梗塞」の原因になります。そして、浴槽に入り、体が温まると、血圧は下がります。急激に血圧が下がった場合、脳貧血を起こして、意識を失うということもあります。

　では、予防策ですが、**あらかじめ、脱衣室と浴室の温度を上げておくこと**です。ご自宅が全館空調ならよいのですが、そうとはかぎりません。その場合、脱衣室に小型のヒーターを置くのも有効です。さらに、お風呂の蓋をあけて、あらかじめ、お風呂場の洗い場に打たせ湯をしておくのもいいでしょう。

　湯温については40度前後の温度でゆっくり温まるのがいいです。湯温は高すぎないのがポイントです。時間も夏よりは長めがいいですが、大量に汗をかくほど入るのは体を弱らせ、カゼの原因になるのでやめましょう。日中の入浴もいいですね。

　さらに、体を殺菌したい時、例えば、少しかゆみがある時や、雑菌の繁殖が気になる雨季、ウィルスの感染が気になる冬から春先などは「**塩風呂**」がおすすめです。粗塩を10～40グラムお風呂に入れてください。塩による抗菌効果で、予防することができます。

眼精疲労に効く「5分間ホットタオル」

現代人はスマートフォンやパソコンなど、数十年前では考えられないほど目を使っています。眼精疲労は脳の疲労と興奮も伴い、不眠や頭痛、クビ・肩こり、顎関節症など眼以外の疾患にも関係する「現代病」ともいわれるようになってきました。

では、眼精疲労を防ぐためにはどうしたらいいのでしょう。まずは、連続的に眼を使う時間を減らすことです。特に、テレビ、スマートフォン、パソコンの**連続使用は40分未満**にすることです。いったん画面の光を遮断しましょう。**30秒間目を閉じ、座ったまま背伸びをする**だけでかまいません。

時には、**森林など緑の多い自然の中にいることも眼の保養になります。**青物野菜といわれる**ほうれん草**や**小松菜**などを食べるのもいいですね。

眼精疲労対策として毎日の習慣にしていただきたいのが、**ホットタオルで目を温める**ことです。温める時間は5分。目の周りの血行がよくなり、眼精疲労の回復を促します。簡単なやり方ですが、非常に効果が高いです。眼精疲労からくるクビ・肩こりや頭痛にも効果があります。

クビ・肩こりがひどい場合には、クビの後ろを温めるのも効果が高いです。頭部への血流はすべて一滴残らず、心臓からクビを通って頭部へと流れます。クビ・肩がコチコチだと目にいたる血流も不十分となるため、疲労回復しにくくなってしまいます。

さらに、下腹部と腰を温めると体を沈静する力が高まります。ソフト素材の湯たんぽも使いやすく目や頭の熱を下におろしてくれます。ホットタオルや湯たんぽを上手に使って、疲れをためないようにしましょう。

眼精疲労をホットタオルで回復させる

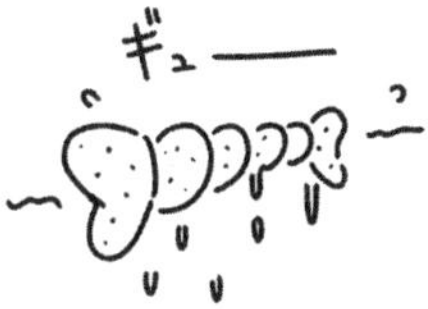

1

フェイスタオルを濡らして、ギュッと固めに絞ります。

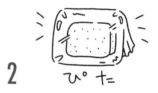

2

適当な大きさにたたみ、透明のビニール袋にはみ出ないように入れます。ビニール袋は薄手のほうがタオルとのフィット感があり、当て心地がよいです。

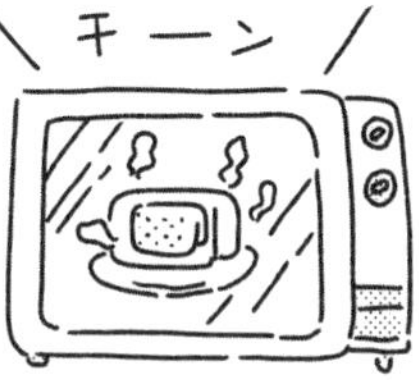

3

ビニール袋の口を少し開けて、レンジで温めます。タオルが1枚なら2分、2枚なら3分程度です。密封して加熱すると袋が破ける可能性があるので、ご注意ください。

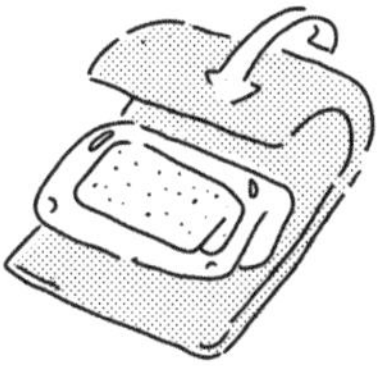

4

火傷しないように、乾いたフェイスタオルで、温めたホットタオルをビニール袋ごとくるみます。

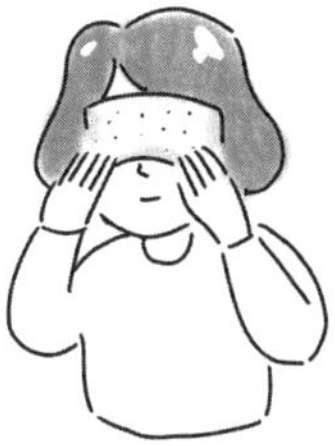

5

やさしく目に当て、背もたれの深い椅子に寄りかかるか、体を横たえてリラックスしましょう。

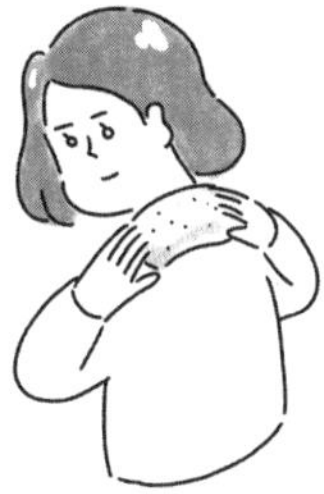

6

クビの後ろや肩に当てると、頭部、脳への血流がよくなり、養生の効果を高めます。

お酒は昼飲みがいい

「お酒の飲みすぎに注意しましょう」といわれると、そんなことは聞き飽きた！ という方も多いのではないでしょうか。しかし、お酒の飲みすぎは臓腑の中でも特に、肝と腎に負担をかけます。

飲みすぎた状態で寝ると睡眠も浅くなり、老化を早めます。そこで提案です。**お昼からお酒を飲んでみてはいかがでしょうか。**

例えば、昼ご飯の時に飲む。長時間の飲み会も、ランチから飲み始めて17～19時くらいに終了すれば、睡眠につくまで、3～5時間以上アルコールを抜くことができます。この時、温かいスープやお茶を飲んで、なるべくアルコールを排出する手助けをしてあげましょう。

平日に昼飲みなんてできないという方は、休日にしてみるのはどうでしょう。

もしくは、休日夕飯時のアルコール摂取はなるべく早めに終了して、睡眠までに飲まない時間をつくりましょう。**寝る間際までのダラダラ飲みが、最も臓腑に負担**をかけます。

また、冷酒よりは**熱燗**を、ロックや水割りより**お湯割り**を飲みましょう。お酒は飲みすぎると、腎のパワーを一気にあげてそのまま飛ばしてしまうほどの力を持っています。腎のパワーを飛ばしてしまうというのは、「生命力」を飛ばしてしまうということです。同時に「冷え」を呼びこみ、体が回復する力を奪います。特に、寒い冬季はお酒に限らず温かいものを飲むようにして、養生しましょう。

飲む頻度、飲む量、飲み方、飲む時間帯、臓腑の負担を和らげるおつまみなど。お酒を飲むだけでも考えることはたくさんありますね。お酒が百薬の長になるような飲み方をしてください。

季節に合わせた睡眠で疲れを取る

東洋医学では、睡眠時間と睡眠に対する考え方が四季によって異なります。そこで春夏秋冬、季節ごとの睡眠養生を紹介します。

春はあけぼの。天から降りそそぐ太陽のパワーをたくさん浴びる時です。**早起きして、朝日を浴びるのがよい養生**になります。

寒い冬を越えて、まだ体が弱っている時期でもありますから、夜は早寝を心がけましょう。**枕元には水を置いて**ください。目が覚めたら、夜間であってもまめに給水しましょう。春は芽吹きの季節で、植物だけでなく人の体も新陳代謝をあげようとします。そのためには普段より多くの水が必要です。新陳代謝が活発になると、体の水をいつもより多く使うので、水不足になるのです。

ある程度の年齢以上になると、夜間の頻尿が気になって、夜に水分をまったく飲まないという方が多くいます。そうすると、夜もしくは明け方に、筋肉がつりやすくなります。**頻尿が心配でしたら、口をしめらすだけ**でもかまいません。体に水を与えて、潤いを保ちましょう。

ちなみに、**新陳代謝の向上は2月が助走期で、3月がメインの時期**となります。ですので、3月は水不足になりがちです。4月に入ると、あがった代謝に体が慣れてきてよい循環に入ります。

夏は暑さと日の長さを楽しむ時です。**一年で一番元気になる時**でもあるので、少しくらいの夜更かしは大丈夫。他の季節に比べると、睡眠時間が短くても元気でいられます。ゆるゆると、夏の夜を楽しんでください（とはいえ、22時～23時ころまでに睡眠に入るのが理想的ですが）。そして、朝は早いうちに起きて、暑くなる時間帯の前に一つ活動しておきましょう。

猛暑が続くと、寝苦しくなり眠れないという方が多いでしょう。動悸がする場合はなおさらです。これは東洋医学でいうと、**腎のパワーが弱まっている状態**です。暑さで体の「火」が暴走して、「水」＝腎のパワーで沈静しようとしてもできなくなっているのです。

そのような時は、「腎」を補うため、冷たい食べ物と飲み物は控えてください。**夏であっても、温かいものを摂取**しましょう。

秋は夕暮れ。**激しい運動は控えて穏やかな気持ちで過ごす時**です。夏の疲れを癒《いや》すため、**夏より少し早寝**を心がけましょう。夕暮れ後の夜長を楽しむのではなく、夕暮れから夜になっていく時間や虫の音を楽しみましょう。

秋の睡眠時、**枕は南西**に置いてください。その理由は、秋のパワーが旺盛な西に頭を向けていたいからです。

西枕ではなく南西枕なのは、**明け方、目が覚めてきたら朝日のあがる東に顔を向けて**ほしいからです。この時、体を丸めエビのような形になって全身の力を抜いてください。こうすることで、精気が体を巡ります。**寝ながらに**

東洋医学の四季

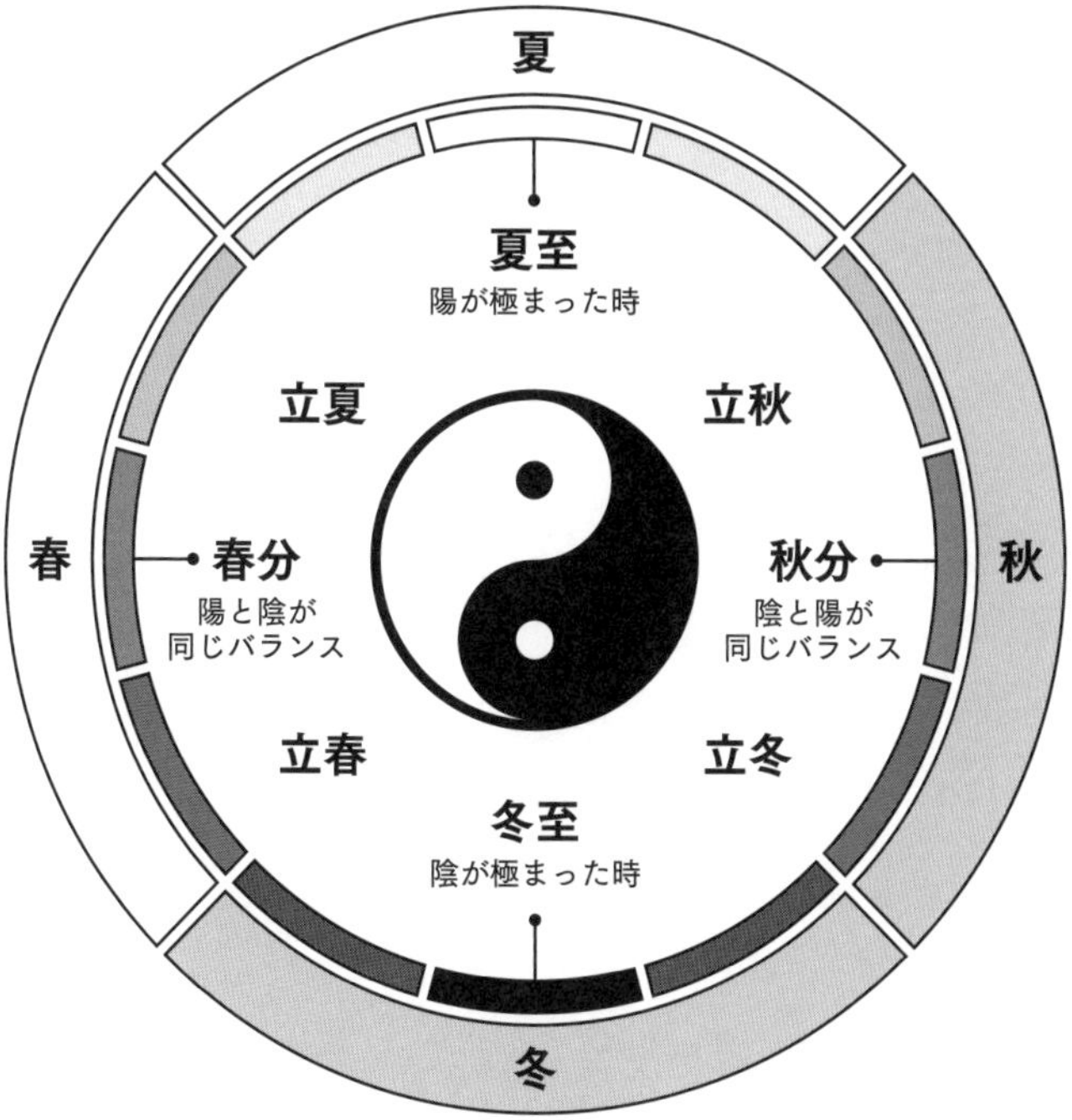

春（陽） 立春（2月4日ころ）から立夏の前日までの３カ月（2、3、4月）

夏（陽） 立夏（5月5日ころ）から立秋の前日までの３カ月（5、6、7月）

秋（陰） 立秋（8月7日ころ）から立冬の前日までの３カ月（8、9、10月）

冬（陰） 立冬（11月7日ころ）から立春の前日（節分）までの３カ月（11、12、1月）

して養生になるというわけです。

エビの姿勢は呼吸器にやさしい体位でもあります。秋は空気が乾燥するので、肺（呼吸器系・皮膚など）にトラブルが出やすい季節ですが、呼吸器のパワー補給になります。

秋になると、だんだん日の出の時間が遅くなります。朝の早起きの目安ですが、**7時までに起床**すればいいでしょう。朝目覚め、ちょうど東の朝日を浴びることができると、夏の陽のパワーから、秋の陰のパワーへの移行がうまくいきます。

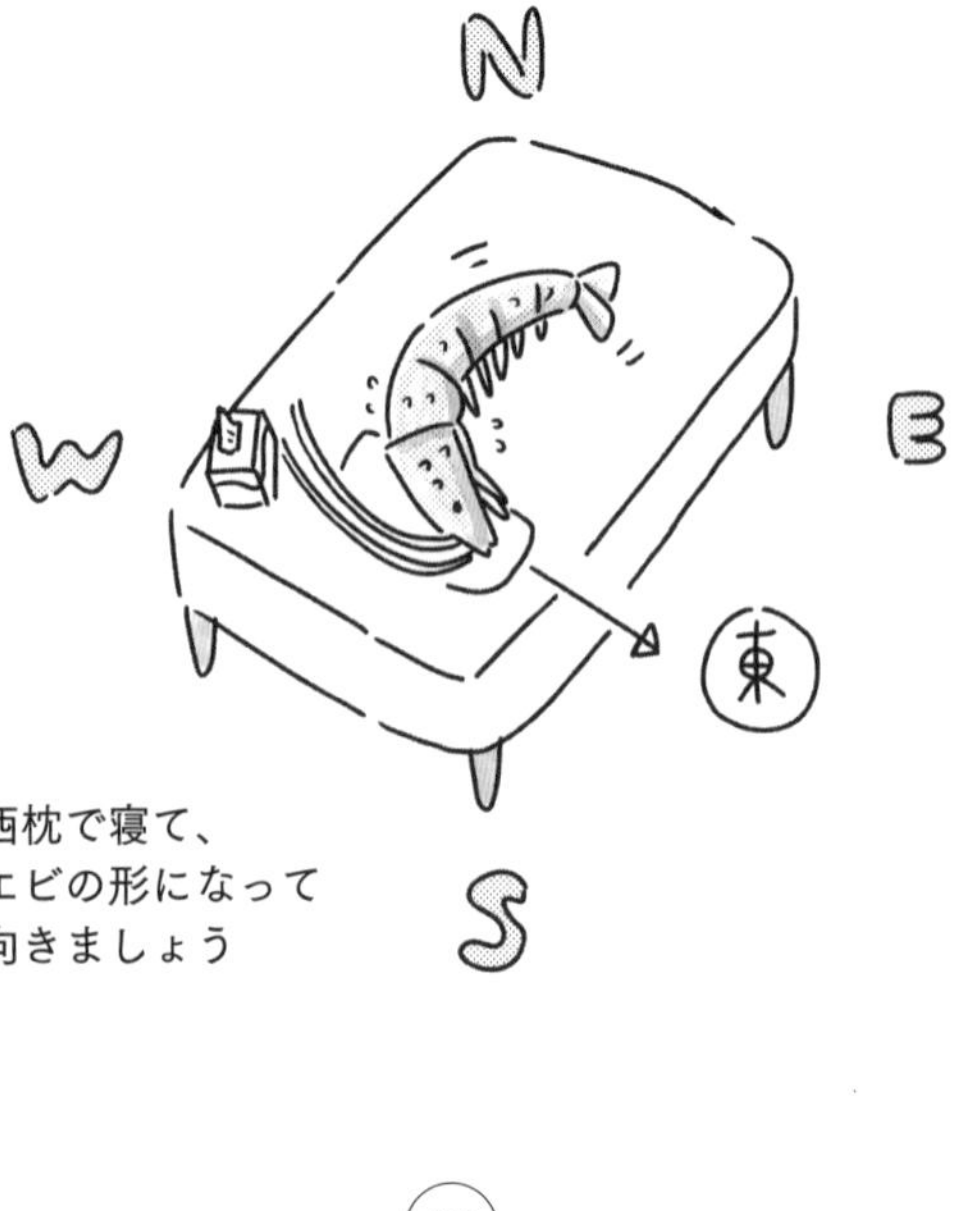

秋は南西枕で寝て、
朝方、エビの形になって
南東を向きましょう

冬は**早寝遅起き。一年で最も体力を消耗する**この時期は、体力の温存と回復が一番のテーマ。つまり、**種になったようなイメージ**で過ごせばいいのです。種はじっと動かず最小限のエネルギーで、春に備え、寒い冬を越します。人も同じように運動をできるだけ控え、しっかり睡眠を取りましょう。**冬だけは朝寝坊が吉**となります。

寝るにも体力が必要ですから、この時期の食事は他の季節よりしっかりとりましょう。体の土台となるタンパク質が必要になるので、豆腐などの**植物性タンパク質**はもちろん、**肉**や**魚**もしっかり食べるのです。

この季節は特に、良質の食事が快眠につながります。例えば朝ご飯で、**大豆食品**、**チーズなどの乳製品**、**ナッツ類**を食べると、良質なタンパク質とビタミンB群を摂取できます。また、**玄米**を食べるとさらに、ビタミンB群や食物繊維、ミネラルの補給もでき、安眠につながります。

気候に合わせた生活を送ってカゼを予防する

カゼをひいたり病気をした後、体は疲労した状態になります。疲れないために、万病の元であるカゼを予防しましょう。

東洋医学では、「**風、暑、湿、寒、燥**」と気候を五つに分け、それが病気を起こす原因だと考えます。環境が体に及ぼす悪影響を「**邪**」と呼び、それぞれ「**風邪**《ふうじゃ》、**暑邪**《しょじゃ》、**湿邪**《しつじゃ》、**寒邪**《かんじゃ》、**燥邪**《そうじゃ》」といいます。

体は、気温「暑＝**暑さ**、寒＝**寒さ**」と湿度「湿＝**湿気**、燥＝**乾燥**」の影響を受けます。気温と湿度と同等、いえそれ以上に、実は「**風**」が体に影響を及ぼしています。

風の特徴は変化が速いこと。風が吹いて、**邪気が皮膚に侵入しこもった状態になると、「気」の内外の交流を阻止**します。邪気というのは、気候からの体への悪影響をさします。

環境や気候から体が受けるダメージはとても大きいものです。例えば、樹木の年輪がなぜできるのか、考えてみましょう。

春は成長が早く、幹は肥大します。ところが、夏の終わりから秋にかけて成長速度はぐっと落ち、晩秋から冬季になるとほとんど成長が止まり、細胞の密度は濃くなります。人間の体も木と似ています。

風をどの季節に、体のどの部分にどういう状態で受けたかによって、出る症状が異なるのが「風邪《ふうじゃ》」の特徴です。

また、季節ごとの気候にも影響されます。これを「**外邪《がいじゃ》**」といいます。それでは季節ごとに、その対策を紹介しましょう。

春（2、3、4月）は、足元にためていた体のパワーが上へ向かってグングン伸びていきます。風が強い季節なので、風邪《ふうじゃ》の対策を万全にしましょう。

カゼになると鼻詰まり、喉痛、頭痛、めまいなどの症状があります。一年中発現しますが、春は特に多いです。

まず、**足元と腰をしっかり温めましょう。**ミニスカートなど足や膝を出していると生命エネルギーが出ていってしまいます。アンクル丈のソックスでは心もとないですね。風の強い時は、風を通さない素材の上着を脱いだり着たりして、寒暖調整をするのが養生の基本です。

夏（5、6、7月）は、大きな木が葉を青々と茂らせているように「気」も全開で、一年で一番壮健な季節を迎えます。**運動をして、筋肉をしっかりつくりましょう。**

衣服は薄着で過ごすのが基本です。ただし、エアコンの影響が大きいですから、手首、足首、クビは冷やさぬようストールなどでガードしましょう。エアコンによる風邪《ふうじゃ》対策です。

熱中症対策も必要です。暑邪といいますが、急な発熱、高熱、多汗、腫《は》れなどの症状があげられます。予防策としては、**体に熱をためない**ことです。炎天下に長時間いないことはもちろんです。

高温の室内で運動もせず長時間いるのも、暑邪のリスクを高めます。汗をかきにくくなったら注意です。そうなる前に水分補給してください。

この季節は熱を放出してくれる食品を食べる習慣をつけましょう。**キュウリ、トマト、冬瓜、ゴーヤ、スイカなどのいわゆる夏野菜**がおすすめです。特に、スイカは毎日食べてもいいです。**豆腐に生のおろししょうが**の組み合わせもいいですね。

夏には、梅雨や台風など湿気がひどい時季があります。湿邪には下痢や浮腫《むく》みなどの症状があります。**冷たいもの、生ものは避ける**ようにしましょう。

秋（8、9、10月）は、万物が実を結ぶ季節です。体内の「気」もだんだんと中へ中へ、下へ下へと小さくなっていきます。

とはいえ、8、9月は夏の勢いが残っていますから、薄着を心がけましょう。

イメージより1枚マイナス。汗をかいたら負けだと思ってください。**汗をかくと、毛穴からエネルギーである「気」が逃げてしまう**からです。

同時に、邪気は毛穴から侵入します。夏はエネルギーがたくさんあり、毛穴の開閉も活発ですが、**秋になると、毛穴の動きが悪くなります。**一度開いた毛穴が閉まりにくくなるので、注意です。

乾燥にも十分気をつけましょう。彼岸《ひがん》（9月23日ころ）を過ぎて暑さがおさまってくると、水分が不足し急に乾燥がすすむ方が多いです。この場合、燥邪といって、肌や髪、粘膜が乾燥し、違和感を覚えたり、かゆみを感じたりします。不快感を感じたら、**食事ごとにいつもよりグラス1杯の水**を補いましょう。部屋の湿度にも気を遣いましょう。**濡れたタオルなどを干して対策**するのも、簡単な乾燥対策ですね。

冬（11、12、1月）は、107ページで述べたように「気」を小さく蓄え、「種」のようなイメージで過ごす季節です。

冬は寒いので、体のエネルギーが消耗します。体が弱ると、寒邪が皮膚や呼吸器官から入り込み、消化器官で悪さをします。下痢や嘔吐がその症状となります。意外かもしれませんが、**冬は寒いので基礎代謝があがり、ほうっておいても痩せる季節**です。本当？　と思ったら、野生の動物をみてください。

宮城県牡鹿《おしか》半島のシカは、夏から秋にかけて平均43キロの体重がありますが、冬から2〜3月にかけて30キロ程度になります。体重が減少して最大時の75％を切るのですから深刻です。対策としてシカは、サルが食べ残したもの（樹上から捨てた果実、堅果や葉など）や落ち穂《おぼ》を食べることで体重を戻しています。冬の体重減少は冷えを呼び、寒邪を呼びます。シカも普段食べないものを食べることで、命をつないでいます。

現代のわれわれ日本人はありがたいことに、容易にさまざまな食べ物を得ることができます。冬は魚や肉などのタンパク源をしっかりとって、体力の維持につとめカゼを予防しましょう。

免疫力アップで感染症を予防する

東洋医学の根幹となる戦略は、**未病治**といって、病気になる前に体調を整えることを旨としています。ですから、カゼ同様、感染症の対策は、ウイルスや細菌に強い体（感染しにくい体）をつくることになります。

そのためには、東洋医学式の養生法、例えば、季節に合った「食」の摂取により体のパワーを高めたり、睡眠の質や量を改善したり、気候に合った衣服を着用して、「免疫力」（＝衛気《えき》。151ページ参照）をアップすることが必要です。

食で免疫力をアップするには、食事の内容とともに、どれぐらいの量を食べるかが大事。つまり、腹七分から八分にした「ケ」の食事を心がけてほしいのです。満腹やご馳走は臓腑に負担が生じるだけでなく、体が満足すると免疫系が不活性になるため、ウイルスや細菌が侵入しやすくなります。

また、飲酒は「腎」の力を弱めます。腎は体温維持に大きく関わります。体温が低めになると、免疫力が落ちます。感染症が流行っている時、体調が悪いと感じたら、その日の飲酒はやめましょう。

その代わりに、温かいお茶やお湯を飲みましょう。夜、寝つきの悪い方は、カフェインの影響を考慮して、お茶については午後4時ころまでとし、それ以降はお湯や白湯《さゆ》（沸騰させたお湯を冷ましたもの）を飲みましょう。

2020年初頭から流行し、猛威をふるっている新型コロナウイルスに対し、政府は国をあげて対策をしています。東京五輪も延期になるというパンデミックは、まさしく世界的危機といえる状況でしょう。

個人の感染を考えた場合、都市部では濃厚接触を完全に避けることが難しいうえ、マスクでは予防できないとまでいわれていますから、どこへ行っても安心はできません。このような時こそ、己《おのれ》の免疫力が勝負になります。

東洋医学式
「人生100年」の養生術

第4章 六臓六腑を整える「十二時辰養生」

人生を陰陽五行で春夏秋冬に分け、養生を考えてみましょう。

春（15〜29歳）は「青春」。

養生を気にしないで、やりたいことを謳歌する時です。

夏（30〜44歳）は「朱夏」。

心身が最も充実する時ですが、養生を始める時でもあります。

秋（45〜64歳）は「白秋」。

取り組んできた物事が結実する時です。その一方で、心身ともに衰えを感じ始めるので、養生を習慣にしていく時でもあります。

冬（65歳以降）は「玄冬」。

パワーロスを最小限におさえ、生命力の維持につとめる時です。

もしもあなたの人生が「白秋」期にあるならば、まさに更年期を迎えているということです。

人生の成果を享受しながらも、衰え始めた肉体をどう維持したらいいのか、精神的に戸惑いを覚える方が多いことでしょう。備えあれば憂いなし。

本章では2時間ごとに活性化する臓腑のパワーを活用して人生における「玄冬」期を爽やかに過ごす養生術を紹介します。

六臓六腑の特性を活用した「十二時辰養生」

私はこれまで、「生命力の源《みなもと》は臓腑《ぞうふ》にある」「臓腑が整うと若さが維持できる」と述べました。では、「臓腑が整う」とはどういうことでしょうか。

それは、単に臓腑が病気でないだけでなく、元気な状態にあることです。臓腑の疲れが病気を招くことは往々にしてあります。たとえ病気にならなくても、臓腑の疲れは体を不活性にするので、慢性的な体調不良の要因になります。

「**時辰養生**《じしんようじょう》」という言葉を聞いたことがあるでしょうか。これは、2時間ごとにパワーが活性化する六臓六腑の特性を活用した、中国の病院などで行われている養生法です。

具体的にいうと、1日を12分割し、そのタイミングで活性化している臓腑

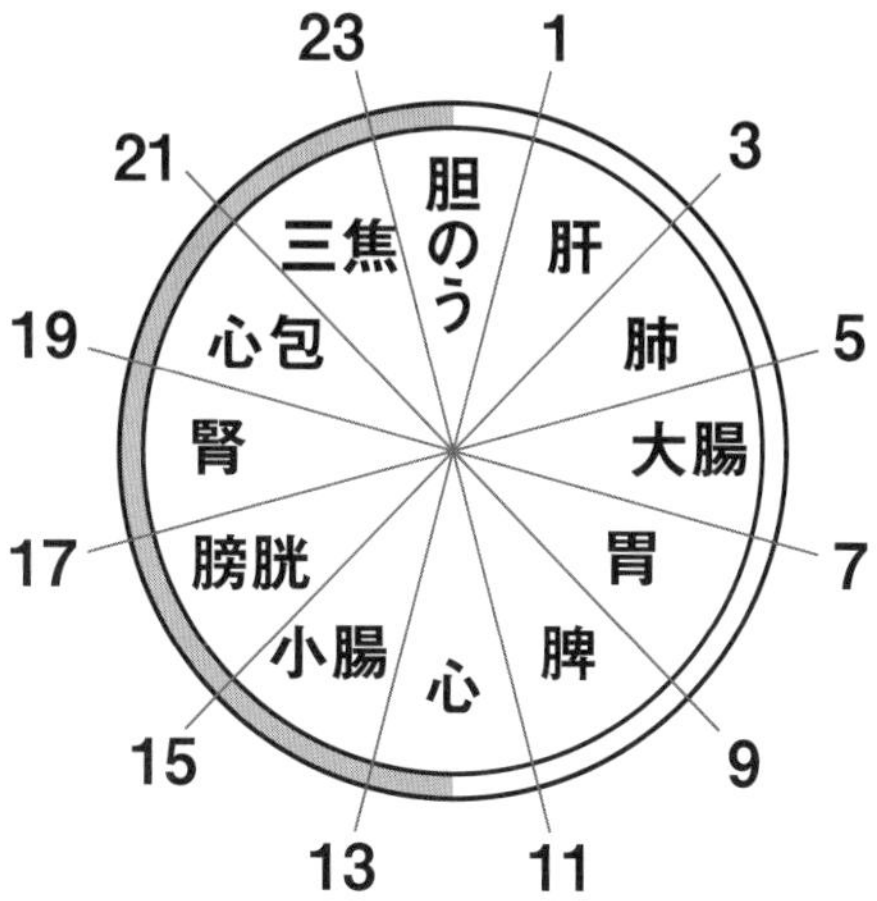

に刺激を与えることによって若さを保つ養生法です。

「えっ、五臓じゃないの？」と疑問を感じた方、正解！

ここまで臓腑については、五臓で話をしました。五臓とは、実質臓器といわれる「肝、心、脾、肺、腎」のことです。

しかし、この十二の時辰養生を理解するには五臓に加え、六つめの臓にあたる「心包《しんぽう》」と、六腑のお話をしなくてはなりません。

六臓と六腑は表裏の関係

「心包」は「心」を守る臓腑であり、実体がない臓腑といわれています。一説には、免疫系の司令塔の働きをする胸腺（例えば、ウィルス感染した細胞やがん化した細胞を破壊する「T細胞」は胸腺で分化する）と関係が深いともいわれており、著者はこの説をとっています。

六腑は**中腔臓器**（管腔臓器）と呼ばれ、食べ物を消化吸収する仕事をしています。六臓と六腑はそれぞれ表裏関係にあるといわれ、互いに深く影響しあいます。表裏をなすというのは、対《つい》になって相互に関連するということです。例えば、肺と大腸は表裏の関係にあります。

西洋医学では関連がないようにみえますが、東洋医学ではこの二つは一組になって、相互に影響しあい、体のバランスを保ちます。

そして、六臓（五臓＋「心包」）と六腑を合わせた12の経脈を**正経《せいけい》十《じゅう》二《に》経《けい》**と呼びます。例えば、東洋医学において、胃と脾は一組になって風車のように、体の中で「気」の流れをつくる働きをします。

それでは六腑の働きをみていきましょう。

正経十二経（六臓と六腑の表裏関係）

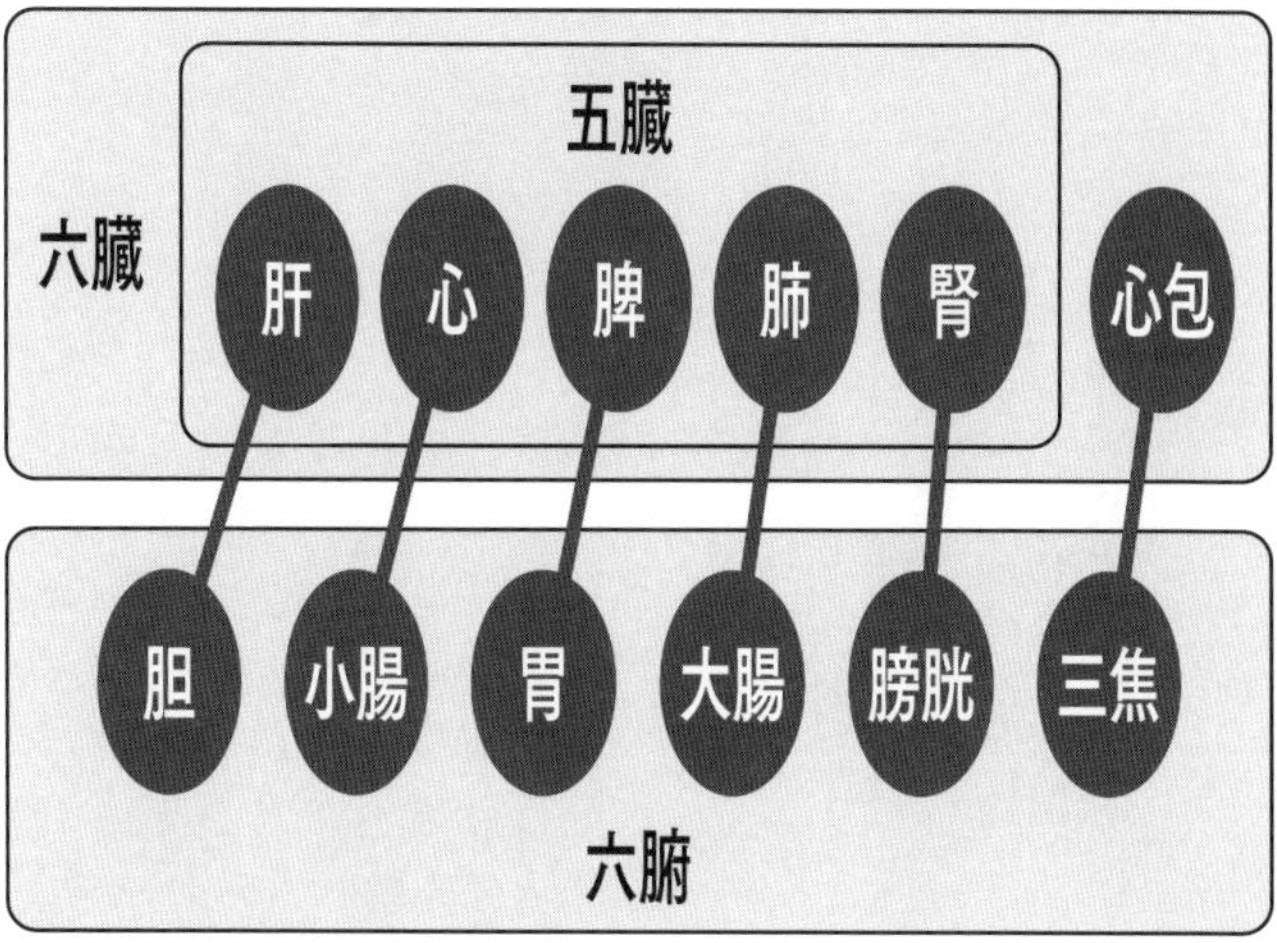

六腑

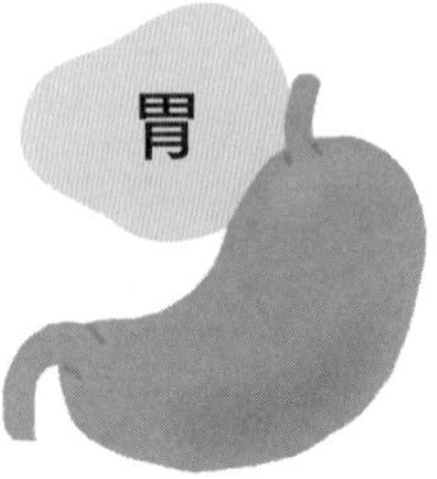

五臓の「脾」と表裏をなし、飲食物の消化吸収をします。胃で吸収したエネルギーは「気」として脾の力で全身に分配され、筋肉や津液《しんえき》（体液。57ページ参照）をつくります。

五臓の「肝」と表裏をなし、胆汁をつくり排出して、胃と脾の働きを助けます。「決断力」を司ります。

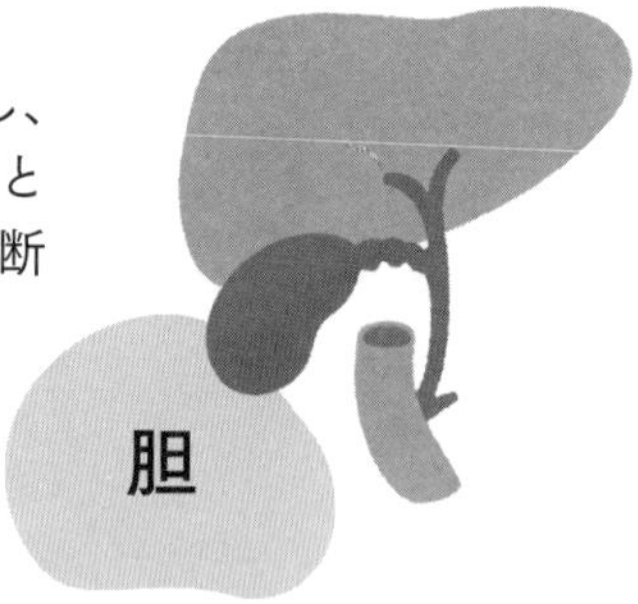

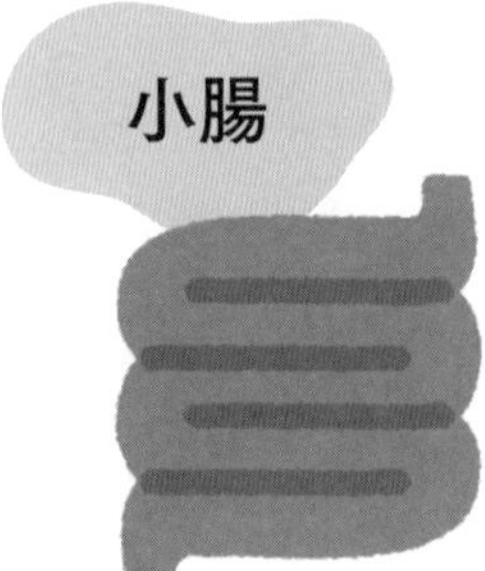

五臓の「心」と表裏をなし、胃から送られた飲食物を清と濁に分けます。清とは体に必要なもので、濁は不要なものです。濁はさらに二分され、水分は膀胱へにじむとされ、固形物は大腸へ送られます。

大腸

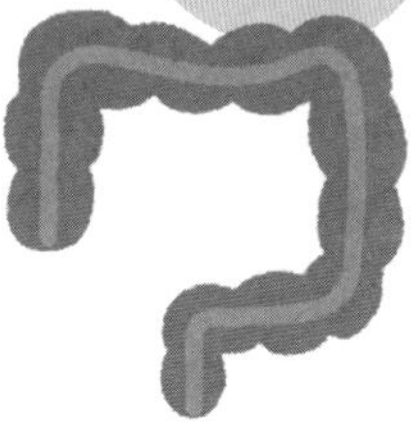

五臓の「肺」と表裏をなし、小腸から送られた飲食物の水分吸収をします。大腸から吸収された水分は、肺の力で霧のように全身に散布されます。また、余った飲食物は糞便になって、体外に排出されます。

膀胱

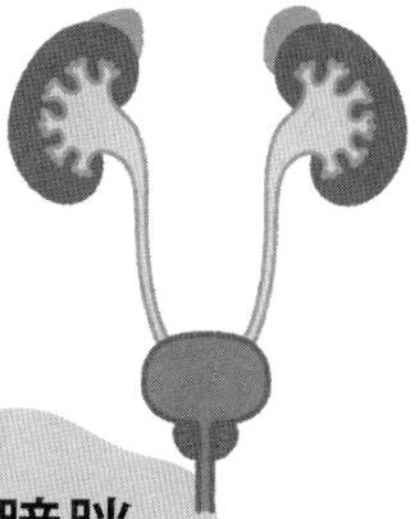

五臓の「腎」と表裏をなし、膀胱の調整に加え、生殖や老化に関与します。不要の津液をためて、尿として排出します。

三焦《さんしょう》

六つめの臓にあたる「心包」と表裏をなし、気、血、津液を全身に配分し調整します。三焦は実体のある臓器ではなく機能だといわれています。「焦」とは、エネルギーを指します。三つのエネルギーのバランスを取るので三焦といいます。三つのエネルギーとは、上焦（心と肺）、中焦（脾と胃）、下焦（腎、膀胱、小腸、大腸）のことです。

臓腑の活性時間によって養生が変わる

五臓五腑に「心包」と「三焦」の二つを加えると、臓腑は全部で12になります。まとめると、十二時辰養生とは、12ある臓腑のパワーがそれぞれ一番活性化するタイミング（時間帯）を利用して養生に役立てようとするものです。**臓腑のパワーが活性化し、体のバランスが整っている状態**を、東洋医学では気血がよく循環しているといいます。そして、気血が流れるルートのことを**経絡**《けいらく》といいます。

経絡とは、五臓（心包も含めると六臓）六腑と、体の外（外部環境に接する体表面）とを結ぶルートだといえば、わかりやすいでしょうか。また、12の臓腑の経絡を正経十二経（121ページ図参照）といい、経絡の流れを**流**《る》**注**《ちゅう》といいます。正経十二経脈はお互いに連絡しあい、循環しています。

さらに、正経十二経は手足それぞれに三陰三陽の流れがあります。原則として、手の三陰は胸部から手部に流れ、手の三陽は手部から顔面と頭部に、足の三陰は足から胸腹部へ、足の三陽は顔面と頭部から足に、と流れています。

つまり、大腸の経絡といった場合、大腸内の流れではなく、手部から顔面と頭部への流れを指すのです。

現代の西洋医学に、時間治療というものがあるのをご存じでしょうか。

例えば、食べる時間帯によってがん治療やダイエットなどで効果を得ようとするものです。十二時辰養生はそれによく似ていますが、例えば、咳、不眠という症状に対しても、臓腑の活性時間によっておすすめの生活習慣や刺激を与えるツボが変わってくるのです。その内容は2000年以上前の医学書、『黄帝内経《こうていだいけい》』に紹介されています。十二時辰養生は体のリズムに則った養生術で、治療にも役立っているのです。

いかがでしょう。十二時辰養生についてなんとなくわかってきましたか。

「ちょっと待って。睡眠時はどうすればいいの。寝ている間に活性化している臓腑にあわせて、わざわざ起きて養生するのですか」

そのように思った方、いい質問です！

実際、中国の病院では入院時、鍼灸《しんきゅう》治療をする場合があるのですが、その時、医師の治療方針と症状によっては、あえて深夜に鍼治療をすることがあります。

しかし、本書ではセルフケアを中心に考えていますので、これから紹介する十二時辰養生は起きている時間帯だけにかぎりました。基本的に夜は睡眠をとってください。快眠は疲労回復、体の蘇生に最高の養生です。

そのうえで、睡眠のコアタイム（午後23時から午前5時）に寝ていないと、どういう症状が出やすいか説明します。睡眠の大切さがわかることでしょう。

それでは、若さを保ち、人生における「玄冬」期を爽やかに過ごす養生術を役立ててください。

《十二時辰養生》

時間帯	経路	テーマ	アクション
午前５時～７時	大腸経	睡眠からの体の覚醒	顔面と頭部のマッサージ、排便
午前７時～９時	胃経	胃の流れを活性化する	しっかりと朝食をとる
午前９時～11時	脾経	活動に適した時間帯	仕事の重要案件に取り組み
午前11時～午後１時	心経	心身のバランスを取る	昼寝、休息
午後１時～３時	小腸経	飲食物をしっかり吸収する	聴力を高める、老化予防
午後３時～５時	膀胱経	五臓六腑の調子がよくなる	うつ伏せでマッサージ・ボディケア
午後５時～７時	腎経	生命エネルギーが宿る	精力アップ、飲酒
午後７時～９時	心包経	喜びや楽しさ、やる気を促す	リラックスを心がける
午後９時～11時	三焦経	循環のよい体づくり	睡眠前の冷えと熱を調整
午後11時～午前１時	胆経	胆力を養う	睡眠
午前１時～３時	肝経	疲労回復	睡眠
午前３時～５時	肺経	病気回復	睡眠

午前5時〜7時の十二時辰養生

早朝は心と体をすっきりさせて、免疫力をあげよう

午前5時〜7時は大腸の経絡（大腸経《けい》）が活性化します。大腸経は陽明大腸経《ようめいだいちょうけい》ともいわれます。陽明は陽の経絡の中で最も陽気が盛んであることを意味するので、この大いなる陽気を使って体の養生に役立てましょう。

早朝の2時間の間に顔面と頭部をマッサージすることで、睡眠から体を覚醒していきます。起きた直後は脳、臓腑、各器官もまだ眠っています。全身をしっかりと起こし活性化させて、健康増進効果を得ましょう。

続けて、腹式呼吸をしながらおへその下あたりを軽く押します。その後、お腹をなでて血行を促します。その際、131ページの図では立ち上がっていますが、寝た状態で行ってもかまいません。

朝起きたら顔面と頭部をマッサージ 睡眠から体を覚醒させよう

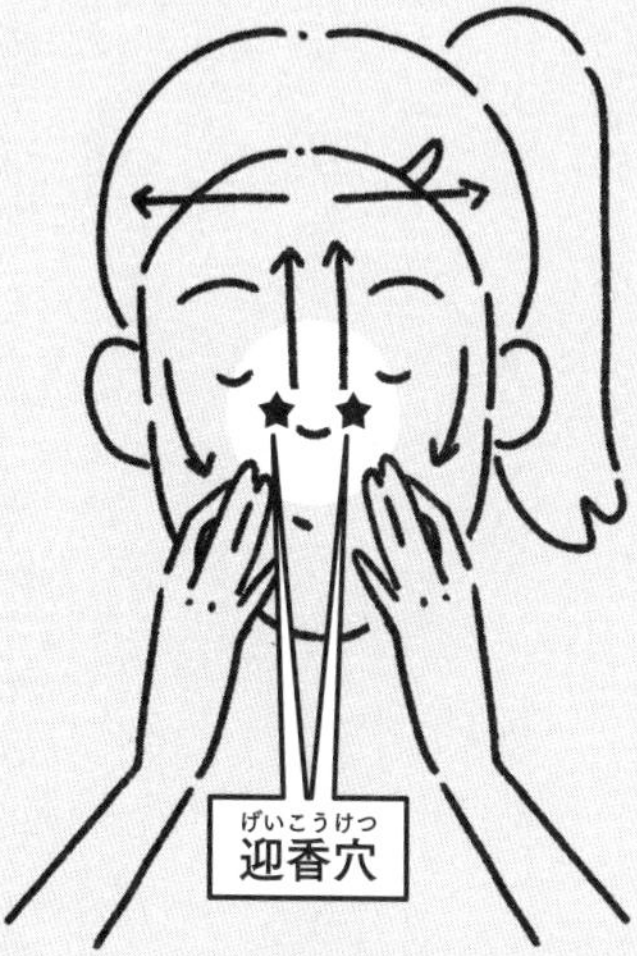

STEP 1

両方の手をさすって温めてから、瞼にゆっくり手を置きます。そして、「迎香穴」を1分間押さえます。じんわりしてきたら、図のように「迎香穴→おでこ→こめかみ→頬」と、ゆっくりやさしく押さえていきます。指を移動する時は力をいれず、顔に触っているだけの強さで十分です。

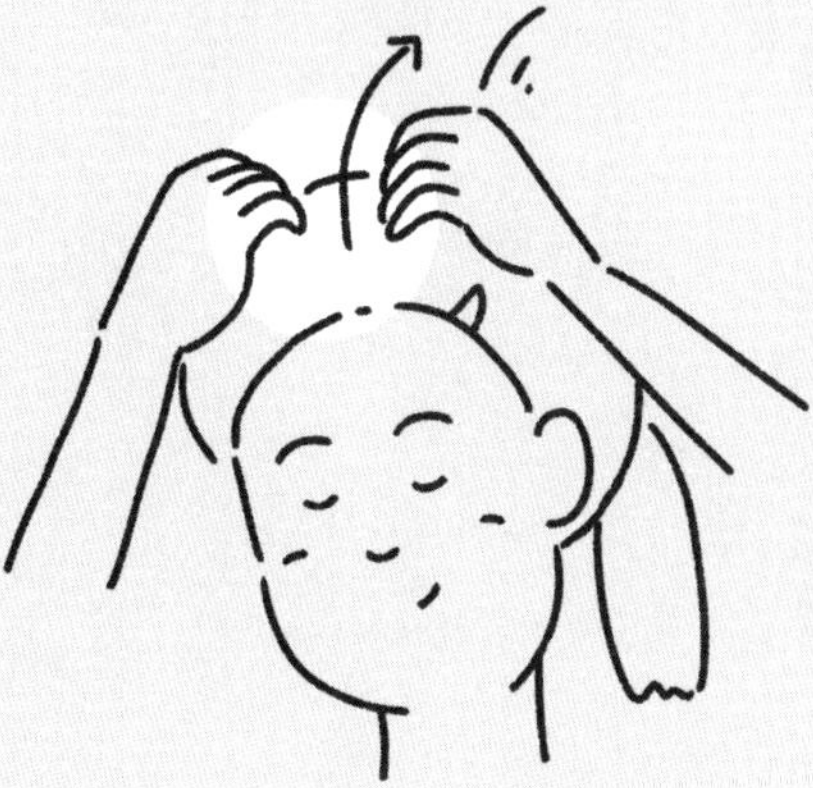

STEP 2

両方の耳たぶをマッサージします。血流がよくなってきたなと感じたら、人差し指から小指までの4本の指をそろえて頭頂から後頭部を数十回、軽くたたきます。

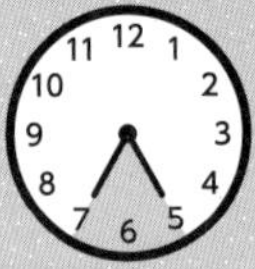

大腸を活性化させて体から不要になった残滓《ざんし》（食べ物の残り）を出すことは、健康を保つ大事なデトックス。しっかり排便してから朝食をとれば、1日が充実することでしょう。

大腸は糞便形成のメインを担っています。食べ物の最後の水分を吸収しますから、大便の固さにも大きく関わります。大便は黄土色の1本のウンチで、半浮きになっているのが望ましいです。体調管理のため、確認することをおすすめします。

西洋医学でも、大腸は免疫力と関係があり、全身の免疫機能の50％以上が腸管に集中しているといわれています。東洋医学では、肺と大腸が表裏になります。つまり、大腸経を強化することは肺経（呼吸器系）の免疫力アップにもつながるので、カゼの治療や予防に大腸経のツボが使われることも多いです。言い換えると、東洋医学では一つの症状に多くの臓腑が関わっていると考えるからです。

大腸を活性化させて排便力をアップ 免疫力もアップする簡単マッサージ

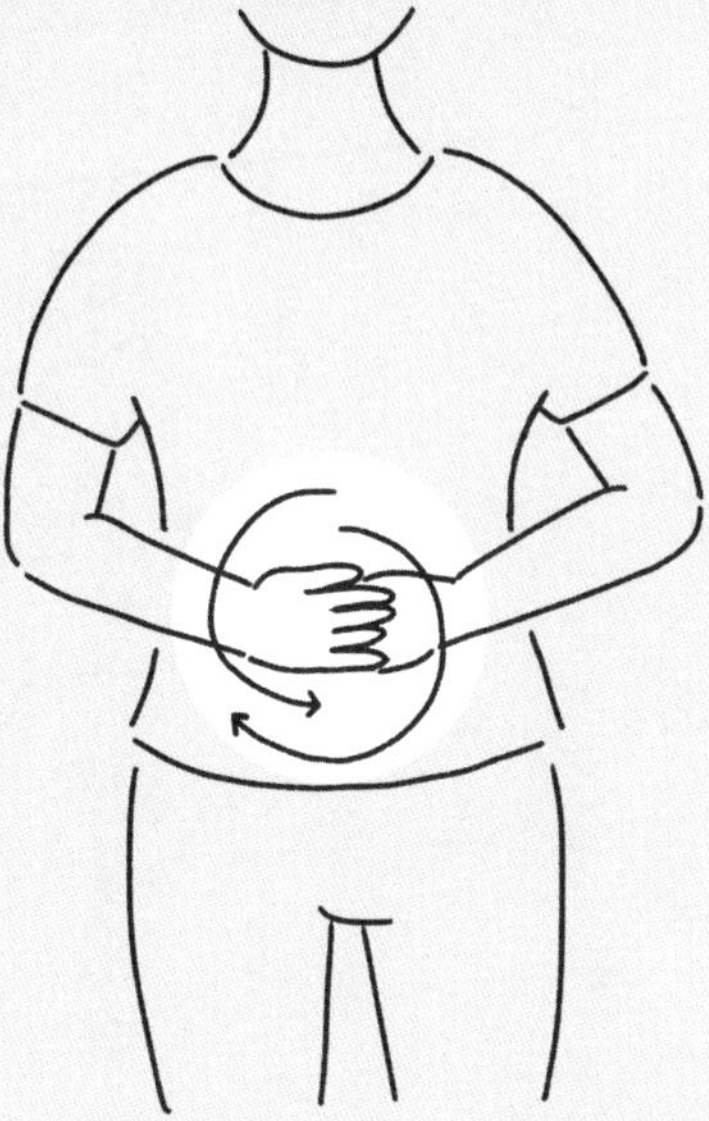

STEP 3

腹式呼吸しながらおへその下あたりを軽く押しましょう。鼻から思い切り息を吸って、口をすぼめて8秒程度でしっかり吐きましょう。次に、左手を下腹におき、右手を上に重ねて、反時計回りに30回、続いて時計回りに30回マッサージ。呼吸は特に意識せず、自然にしてください。

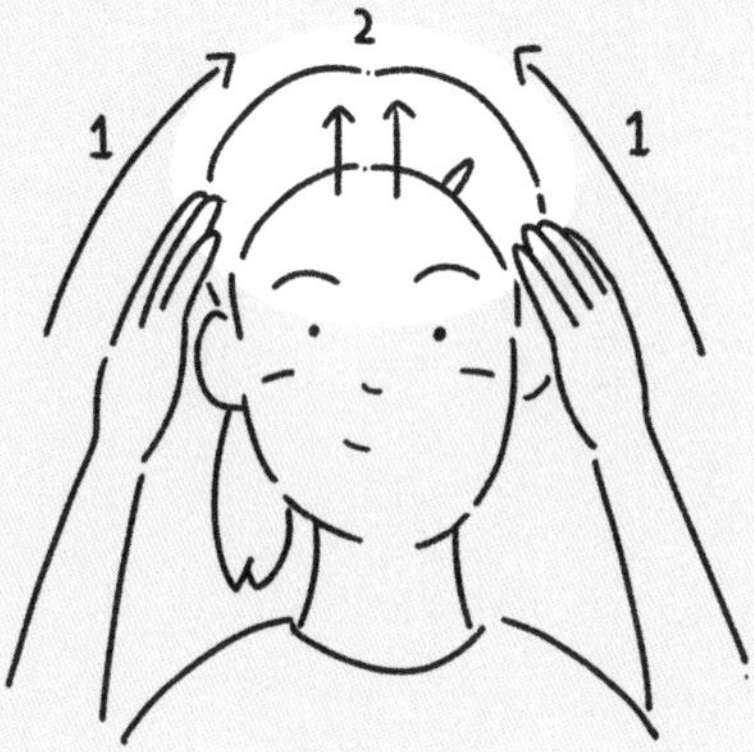

STEP 4

最後に仕上げの頭部マッサージをします。床の上に座り、10本の指で頭部をマッサージします。最初は側頭部から頭頂部へ、次に前頭部から頭頂部へ向かって10～15秒行い、これを1セットとして3～10回程度繰り返して行うのがおすすめです。

午前7時〜9時の十二時辰養生

胃を活性化させてから朝食をとろう

午前7時〜9時は胃の経絡（胃経）が活性化します。

体の前面にある経路のうち、胃経は45穴とツボが最多で後天《こうてん》の精《せい》（35ページ参照）をメインで補う飲食物の消化を担うことから、胃経への刺激は養生に最強です。特に、「足三里穴」は胃を回復させる第一選択肢です。

胃の流れが活性化するこの時間に足三里穴を押してから、朝食をとりましょう。最も体に負担が少なく、栄養が効率的に吸収されます。臓腑の負担を減らす食べ方は、朝：昼：夕＝5：3：2の割合です。食卓に肉、魚、野菜、果物などで五色（青・赤・黄・白・黒）の彩《いろどり》が並ぶと理想的ですね。

足三里穴を押しても食欲がわかない、いつもよりご飯がおいしく感じられない時は胃が弱っている可能性があるので、注意してください。毎日、足三里穴を軽く押すだけでも胃をよくする効果があります。

胃経のツボを使って元気な100歳長寿をめざす
持久力もアップする簡単マッサージ

長寿や足の疲労回復にも効く「足三里穴《あしさんりけつ》」

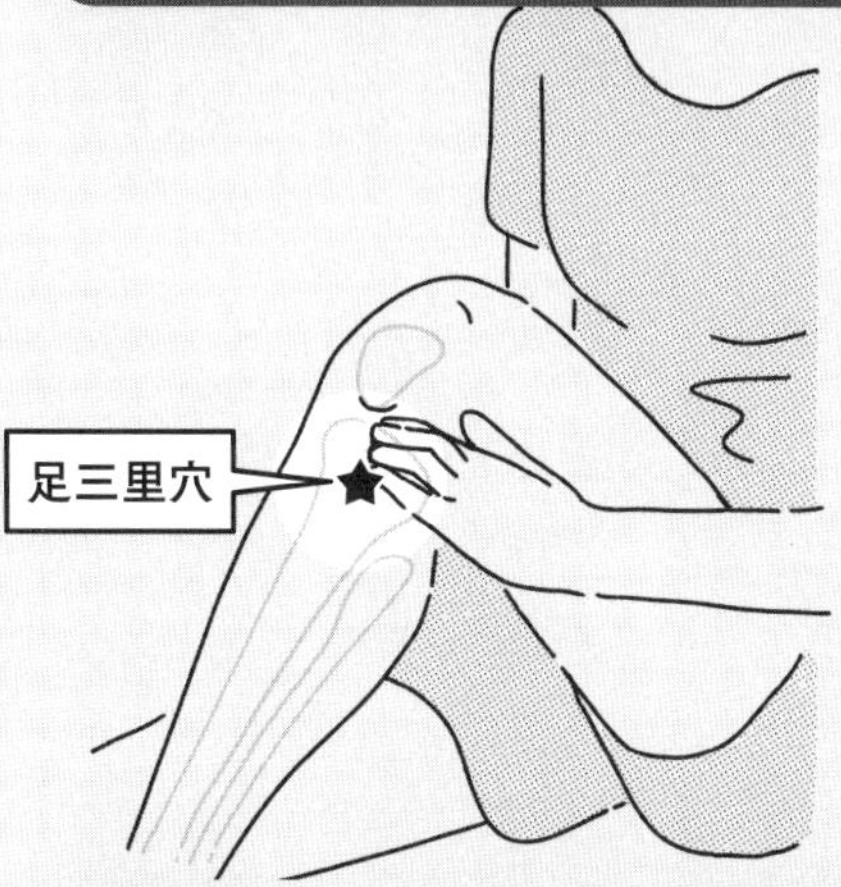

膝の外側、お皿の下から指4本ぶん下がった、一番窪んでいる場所にあります。効率的な栄養吸収に直結するので、健康長寿の基本になるツボです。足三里は歩行の主役の筋肉の前脛骨筋《ぜんけいこつきん》にあり、胃だけでなく、足の疲労回復にもよく、俳人、松尾芭蕉は『奥の細道』で足三里穴が旅に役立つことを示しています。

記憶力アップと女性ホルモンにもよい「内庭穴《ないていけつ》」

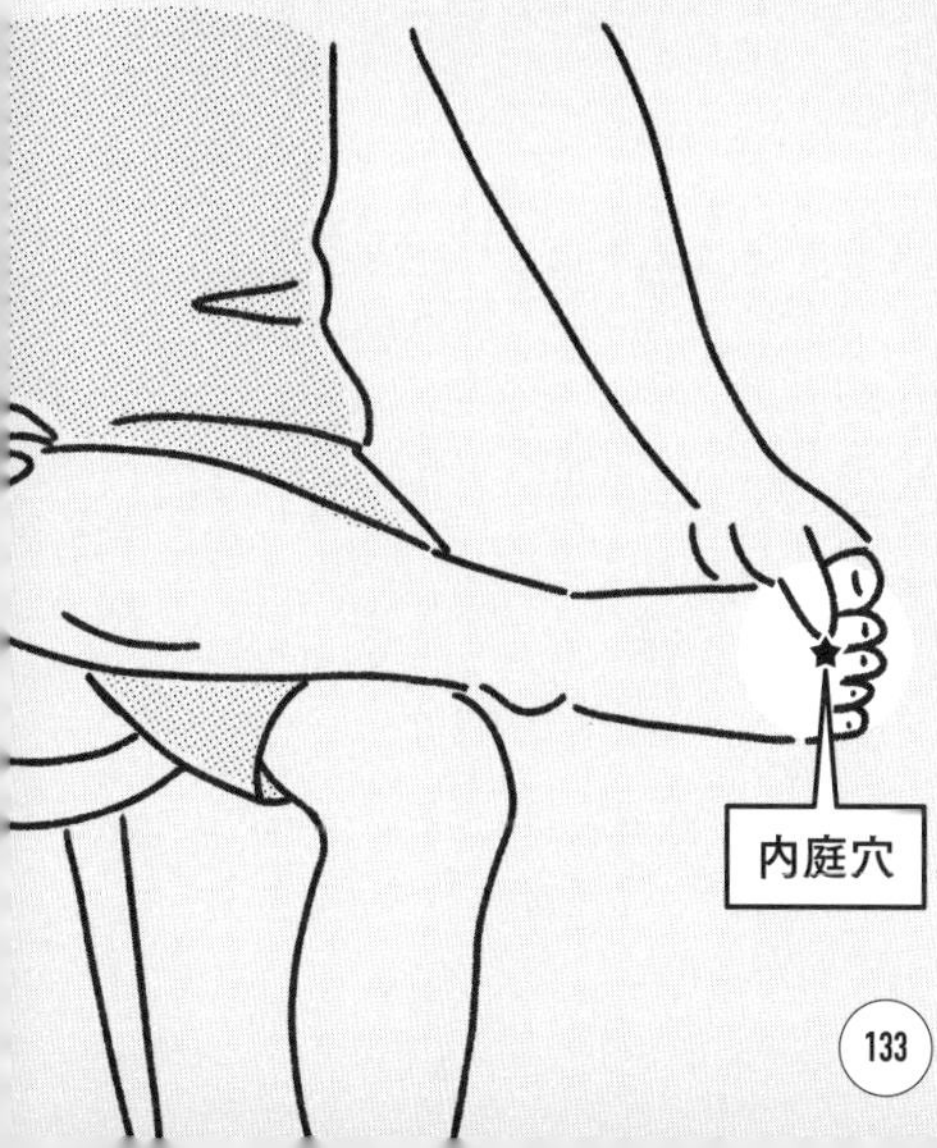

足の甲、第二、三指の間の窪んだ場所にあります。椅子に座った状態で、左脚の膝に右足首をのせ軽く股関節を伸ばします。その状態で内庭穴と反対の拇指《ぼし》で3分程度揉みます。反対の内庭穴も、左右反対の同じ体勢で行います。女性ホルモンの活性化や頭の火《ほ》照《て》りを沈静して記憶力をアップする効果があります。

午前9時〜11時の十二時辰養生

脾のパワーをあげてから重要案件に取り組む

午前9時〜11時は脾の経絡（脾経）が活性化します。脾の働きは食物から吸収したエネルギーを血や気に変えて、心肺へ運び全身へ行きわたらせる「運化《うんか》」と、血を管理する「統血《とうけつ》」があります。午前7時から9時の間にとった朝食は、そのまま頭脳労働や肉体労働のエネルギーになります。

つまり、1日で最も活動に適しているのがこの時間帯。例えば、仕事を考えると7時から8時の間に朝食をとり、食後1時間程度の余裕をみてから重要案件に取り組みましょう。養生には「休息」のイメージがあるかもしれませんが、ストレスなく活発に動けることも養生になります。

午前中はだるくて今一つ仕事がはかどらない、お昼くらいになるとまぁ動けるのだけど……という方は脾がもともと弱い、もしくは脾の動きがダウンしている可能性があります。その場合の、十二時辰養生を紹介します。

午前中、だるくて動けない時の養生術

「太白穴《たいはくけつ》」「公孫穴《こうそんけつ》」で胃とお腹を整える

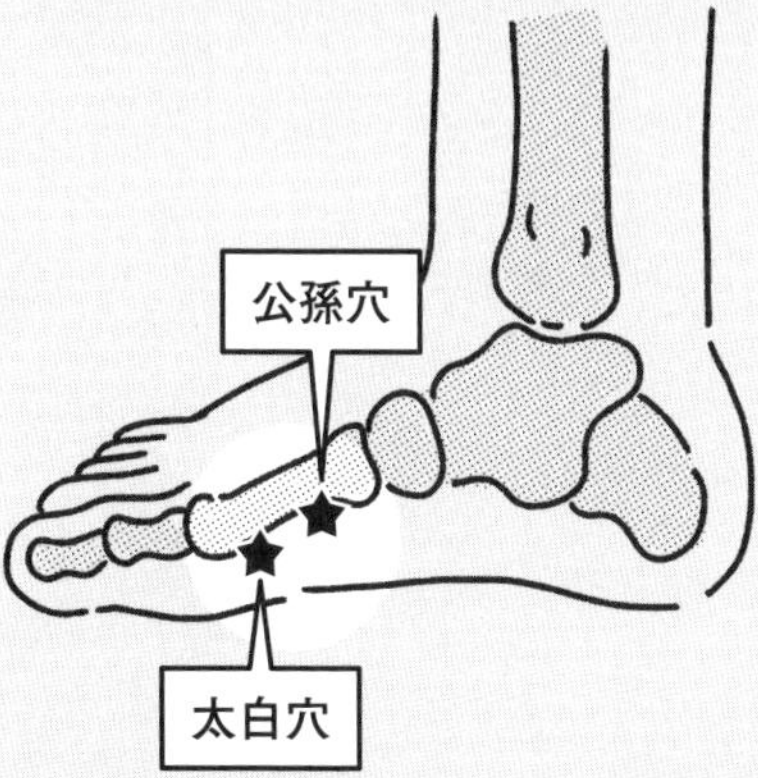

脾が不調だと体は浮腫《むく》み気味になり、特に梅雨や台風の季節に顕著です。また運化がうまくいかないと、お腹が張る、食欲の減退、下痢、内臓下垂、浮腫みなどの症状が出ます。胃腸の不調には「太白穴」を両足とも１～３分揉みましょう。お腹が張って痛い時は「公孫穴」を３～５分やさしく揉みます。

「三陰交《さんいんこう》」は血の働きを補い長寿にも効く

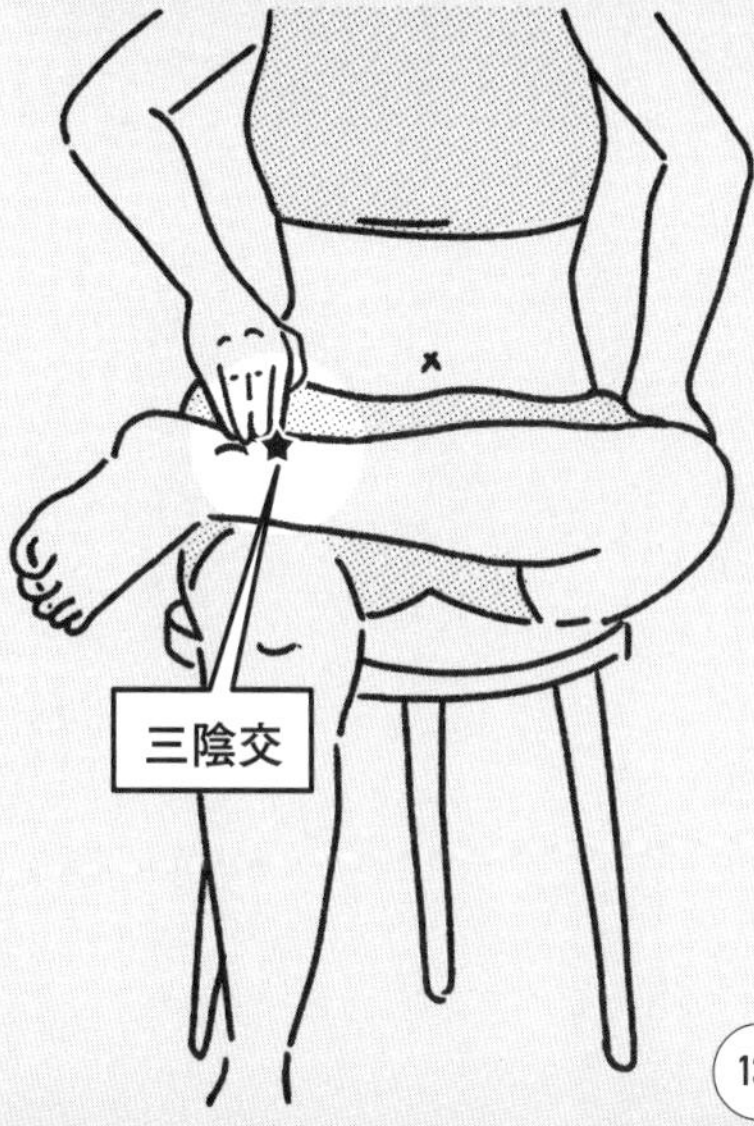

統血がうまくいかないと月経過多、血便、血尿などの症状が出ます。このような症状には三陰交をやさしく１～３分揉んであげましょう。ただし子宮と密接に結びついているので、妊婦さんは揉んではいけません。三陰交は肝・脾・腎の足に流れる三つの陰が交錯しており、やさしく揉むと長寿になるといわれています。

午前11時～午後１時の十二時辰養生

昼食後は目からの情報を遮断し、心と血圧を整える

午前11時～午後1時は臓腑の「心《しん》」の経絡（心経）が活性化します。体のパワーの大元ともいえる心のバランスを崩すと、頭痛、睡眠障害、高血圧、動悸《どうき》、目が黄色くなるなどの症状が出ます。

この時間帯には昼食後、少し昼寝をするのが望ましいです。仕事をされている方は難しいかもしれませんが、体を横にするだけでも心臓への負担を減らすことができます。椅子でしか休めない方は、目をつぶる時間を数分つくるだけでも養生になります。

心臓から出る血流の10％が脳へいきますが、視覚は脳の活動の8割を占めるといわれ、目からの情報を遮断するだけで心臓への負担を軽減できるのです。うつ気味の方はもちろんのこと、元気な方も養生のため、ホッと一息、心を整えることで午後の活動に向けた気力を養いましょう。

午後の活動に向けた気力を養うツボ

「極泉穴《きょくせんけつ》」を揉んで心臓を強化する

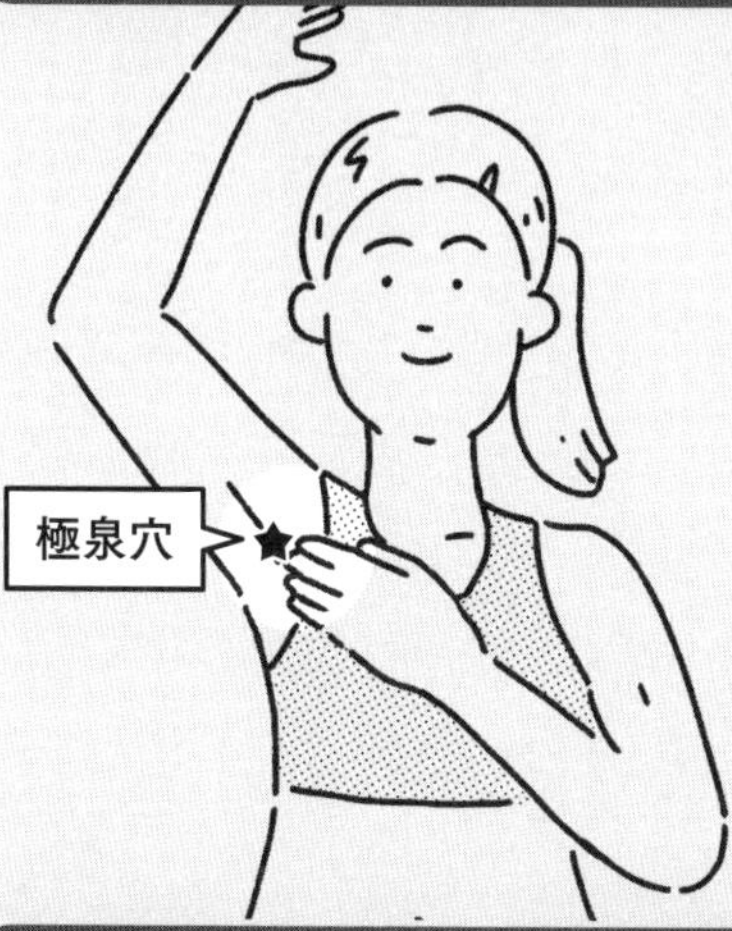

心の強化には「極泉穴」のマッサージがおすすめです。腕をあげて、脇の下が正面から見える程度にします。コリコリした塊や押して痛みのあるところを1〜3分マッサージします。左から先に行い、次に右を行います。頭のコリ、手の痺れ、腋臭の沈静にも効果があります。

精神を安定させる「神門穴《しんもんけつ》」を押す

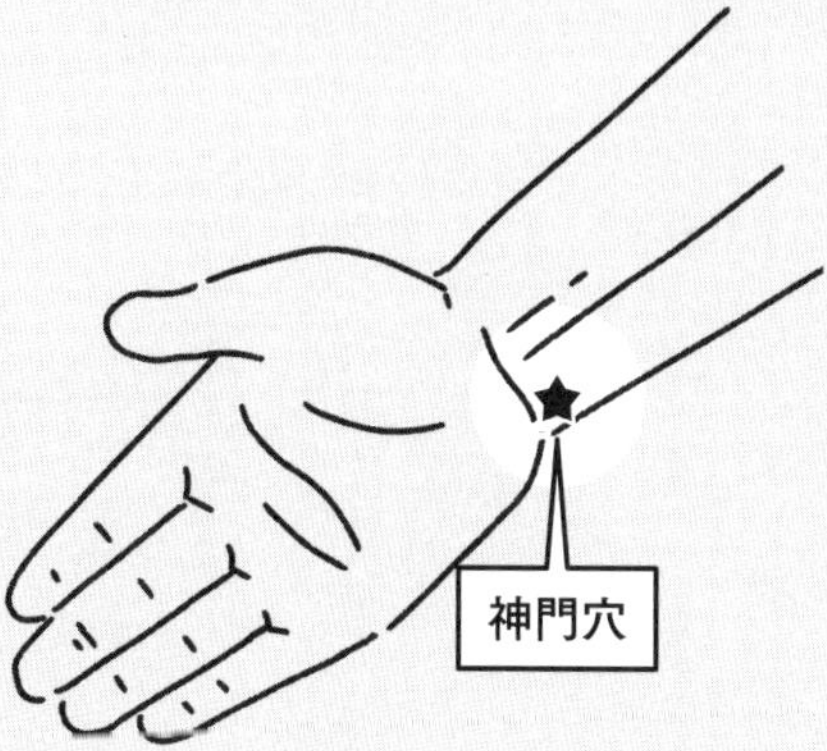

手のひら側、手首のシワの線上、小指側の腱の内側にあります。「神門穴」を親指で3〜5分押して、精神を安定させましょう。体の前に腕をもってきて、45度程度に肘を曲げます。親指を神門にあて、残りの4本の指で手首を支えてください。左から先に行い、次に右を行います。

午後1時～3時の十二時辰養生

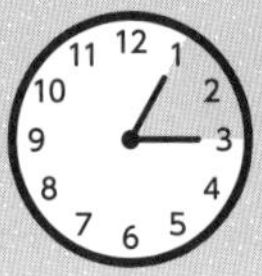

小腸が活性化する時間帯は聴力アップと老化予防

午後1時～3時は小腸の経絡（小腸経）が活性化します。消化器系の中心である小腸のパワーがアップするこの時間帯は、聴力を高めるツボと老化を予防するツボを揉みましょう。

小腸は脾胃で消化吸収した飲食物の残りから、水分と固形物を分け、膀胱や大腸に送る機能を果たします。小腸の調子が崩れると、下痢や下腹部痛が起こります。耳の疾患、目が黄色くなる、クビ、下顎、肩、肘にも痛みが出ます。

膵臓《すいぞう》や胆のうも小腸の上部にあたる十二指腸に開口しているので、膵液や胆汁が流入し、小腸の粘膜からも腸液が大量に出て、タンパク質、脂肪、でんぷんを分解し、吸収していきます。後天の精（生命力）は食べ物から得られるので、小腸が老化予防と直結するのはイメージしやすいでしょう。

飲食物をきちんと吸収して生命力をチャージする

聴力アップに「聴宮穴《ちょうきゅうけつ》」を揉む

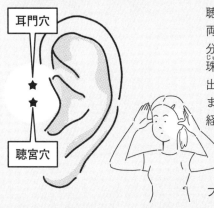

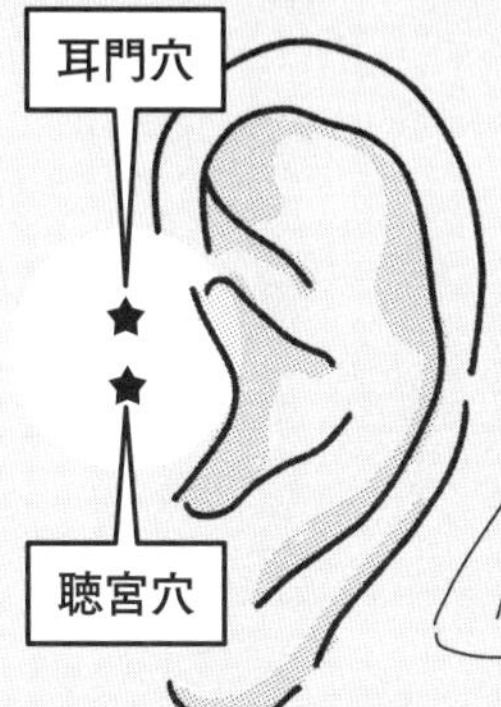

聴力アップには「聴宮穴」を両方の親指を使い、1～3分揉みます。「聴宮穴」は耳《じ》珠《じゅ》といって耳の穴の入口の出っぱりのところにあたります。耳珠の近くには三焦経の「耳門穴《じもんけつ》」（聴宮穴の上、耳珠の斜め上に位置）があり、「聴宮穴」と合わせて使うとより聴力アップに効果があります。

老化予防に「養老穴《ようろうけつ》」を揉む

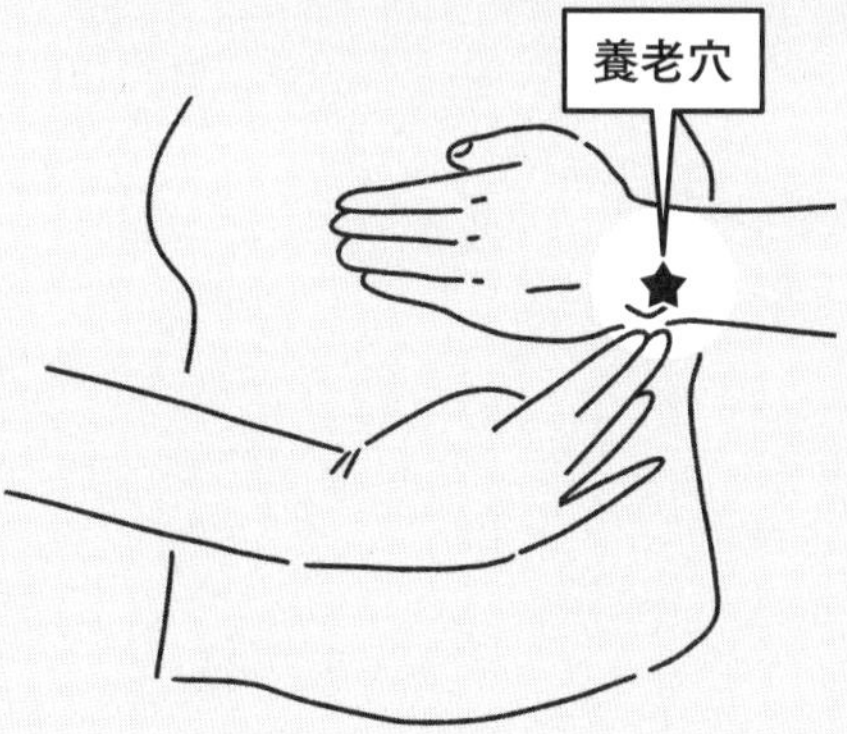

老化予防には「養老穴」を1～3分、左右とも揉みましょう。「養老穴」は手の甲側の手首の近くで、尺骨《しゃっこつ》（小指側にある前腕にある骨）の突起（ぐりぐりした骨の出っぱり）の横の陥凹部《かんおうぶ》です。腕や肩の疲労の回復、老眼、寝違えやギックリ腰、片麻痺《へんまひ》にも効果があります。

午後3時～5時の十二時辰養生

うつ伏せのマッサージで五臓六腑の調子をアップする

午後3時～5時は膀胱の経絡（膀胱経）が活性化します。膀胱経は体の後面を流れる十二経脈中、最も長い経脈です。内眼角（目の内側）から起こり、前頭部、頭頂部に入って脳に連《つら》なり、肩甲骨の内側をめぐって、脊《せき》柱《ちゅう》の両側から、下腿の後面を下って、足の第5指外側の端に至ります。

目の内側から体の後面の多くを支配するので、経絡の効果が広く効き、多くの特効薬になるツボがあります（全身で最多のツボ67穴）。

うつ伏せでマッサージやボディケアをやってもらうと、五臓六腑の調子がよくなる時間帯ともいえます。現代人は100年前の人類と比べ、目を酷使しています。膀胱経は目の内側から起こっているので、眼精疲労を癒すツボがあります。また、カゼの予防に効果のあるツボもあります。

全身でツボが最多の膀胱経を活用してすっきりデトックス

眼精疲労、眼病は「清明穴《せいめいけつ》」で予防する

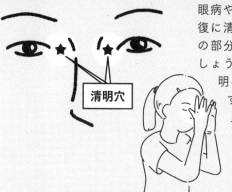

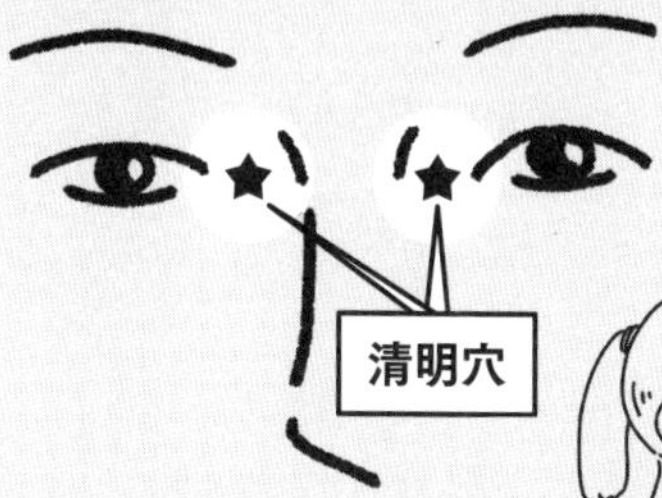

眼病や眼精疲労の予防と回復に清明穴（ちょうど目頭の部分）をやさしく押しましょう。目がすっきりして明るくなった感じがします。強く押しすぎると、血圧を調整する圧反射器があるため急に血圧がさがり、めまいがすることがあるので、注意してください。

カゼは「風門穴《ふうもんけつ》」で予防する

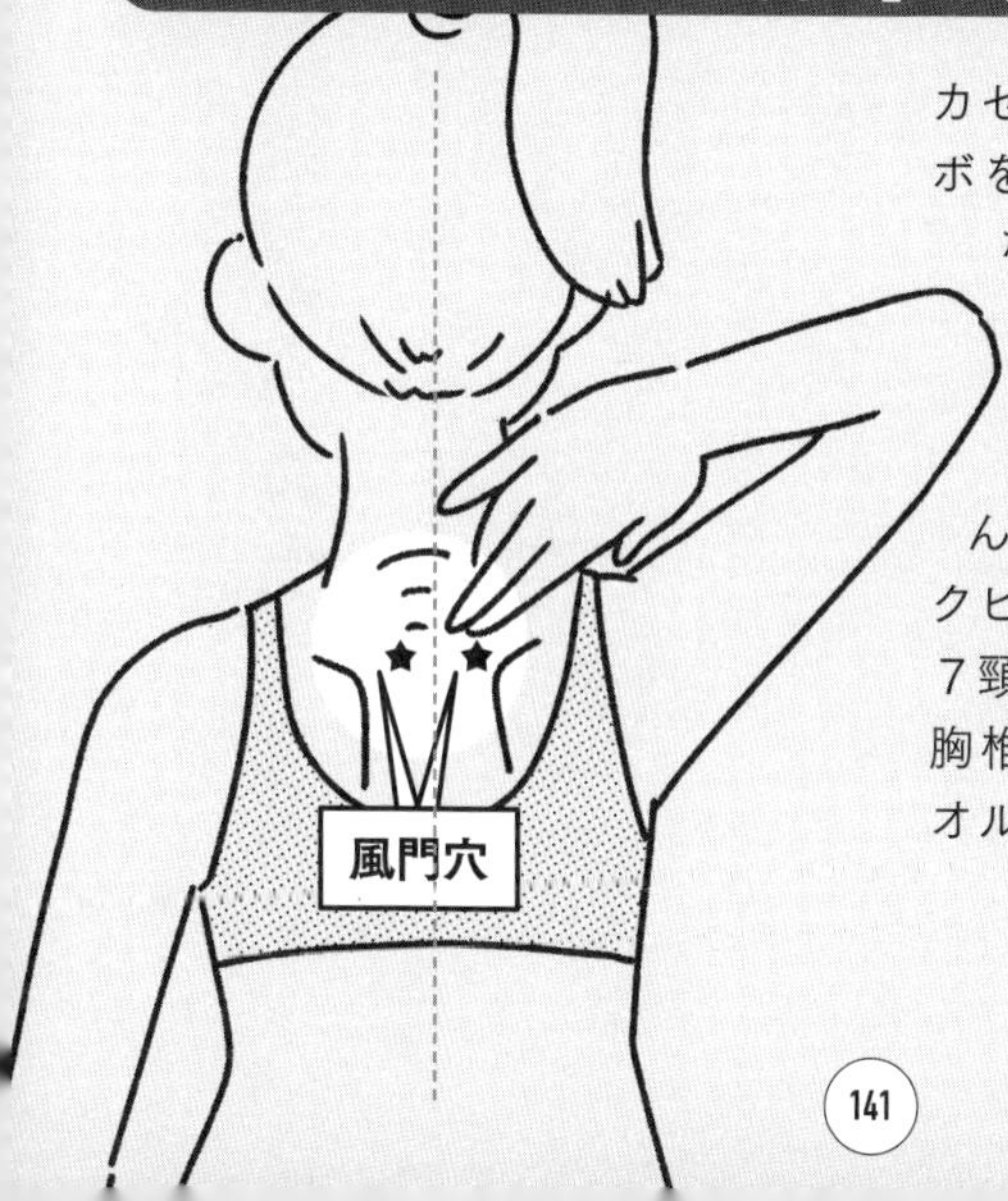

カゼ予防には「風」のつくツボを押しましょう。代表的なのは「風門穴」で、第2胸椎の高さで背骨の真ん中から人差し指と中指を2本合わせた幅のぶんだけ横です。ちなみに、クビにある一番大きな骨（第7頸椎）の2椎ぶん下が第2胸椎になります。ホットタオルで温めるのも有効です。

午後5時～7時の十二時辰養生

腎を健康にして精力と仕事の継続力を生み出そう

午後5時～7時は腎の経絡（腎経）が活性化します。腎臓は心臓から出る血液の約25％が流れ込んでおり、休むことなく働いています。

東洋医学では、腎は作強《さきょう》の官《かん》と呼ばれ、「技巧、これより出《い》ず」といわれます。生命エネルギーが宿り、コツコツとした忍耐力や継続力の源とされているからです。特に男性の精力は、腎の健康に左右されます。

お酒を飲みすぎると腎虚といって、腎のパワーが弱って減ってしまいます。100ページで昼飲みをおすすめしましたが、この時間帯も腎のパワーが活性化するので飲酒のダメージを小さくできます。健康のためには、午後7時までに「お酒タイム」を終了するのがよいでしょう。呼吸との関係も深く、浅い呼吸は肺が、深い呼吸は腎が担っています。「納気《のうき》」といって、肺が吸い込んだ酸素を深く体内に取り込むお手伝いをします。

生命エネルギーの源を使って100歳長寿をめざす

元気が湧き出るツボ「湧泉穴《ゆうせんけつ》」を揉む

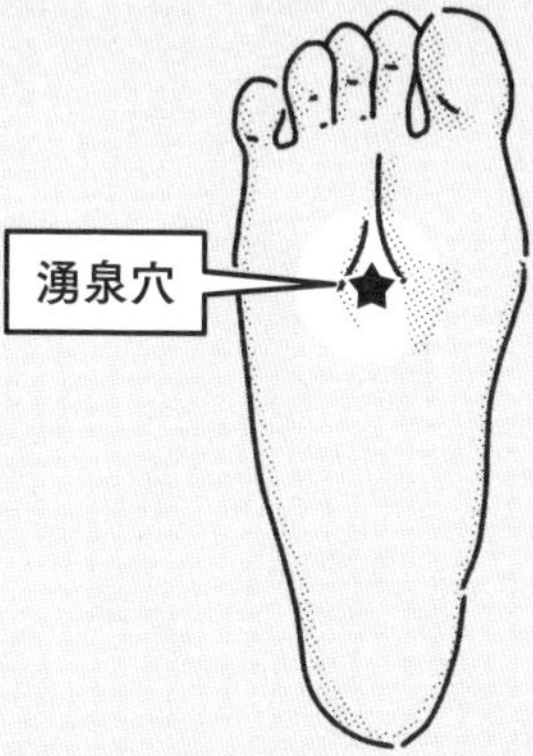

生命エネルギーを活性化させて体を壮健にするため、腎経の元気の出るツボ「湧泉穴」を1～3分揉みましょう。足裏のど真ん中ですから、強めに揉んでもかまいません。特に、冬（11～1月）は不調になりやすいので、活用したいツボです。高血圧、不眠、熱中症予防にも効果ありです。

咳止めに「兪府穴《ゆふけつ》」を揉む

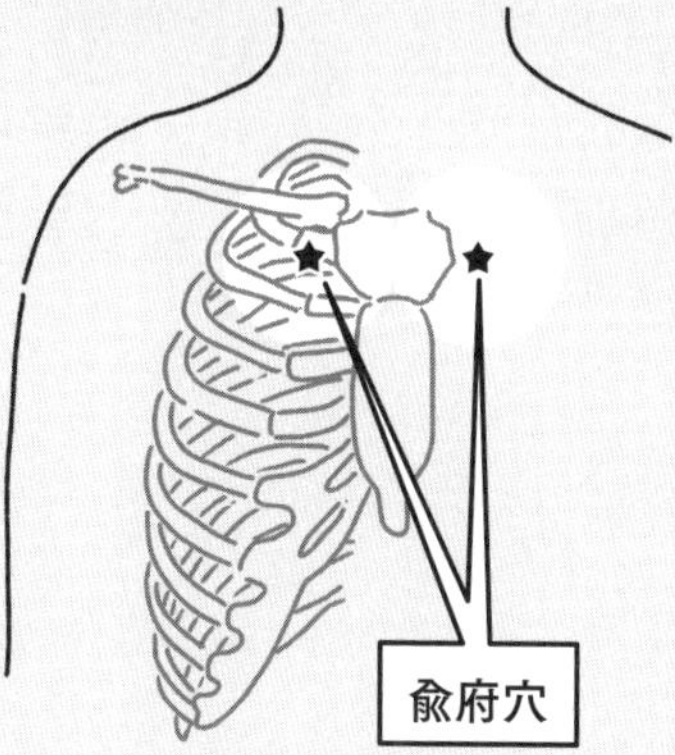

「兪府穴」（鎖骨の下で正中線の外２寸）は、体の中心から鎖骨の下側をたどり、最初に肋骨にあたった窪みです。左右同時に３～５分、刺激がしっかり入るツボですのでやさしく揉みましょう。兪府穴は深い呼吸を促し、呼吸が楽になります。免疫力アップにも役立ちます。

午後7時～9時の十二時辰養生

快楽を司る心包で、心と体を調整する

午後7時～9時は心包の経絡（心包経）が活性化します。六つめの臓である心包は、臓腑の中の皇帝である「心」を包んで守る臓腑です（１２０ページ参照）。実体のない臓腑ですが、胸腺の働きではないかという説もあります。古来より「喜楽、これより出ず」といい、心包は喜び楽しさなどの「幸せ」な感情とも深く関連します。

昨今では、心包経のツボを活用すると副交感神経が優位になり、脳波動がα波になりやすいといわれるようになりました。自律神経調整のバランスを取っている、セロトニンの分泌と深い関連があるためでしょう。

心包経のツボはリラックスするだけでなく、楽しいことや新しい物事に挑戦するなどの「やる気」も促します。やる気がダウンしている、うつ気味、気持ちが悪い（吐き気がする）という時にもご活用ください。

リラックスするツボを活用しよう

吐き気を抑えたい時は「内関穴《ないかんけつ》」を揉む

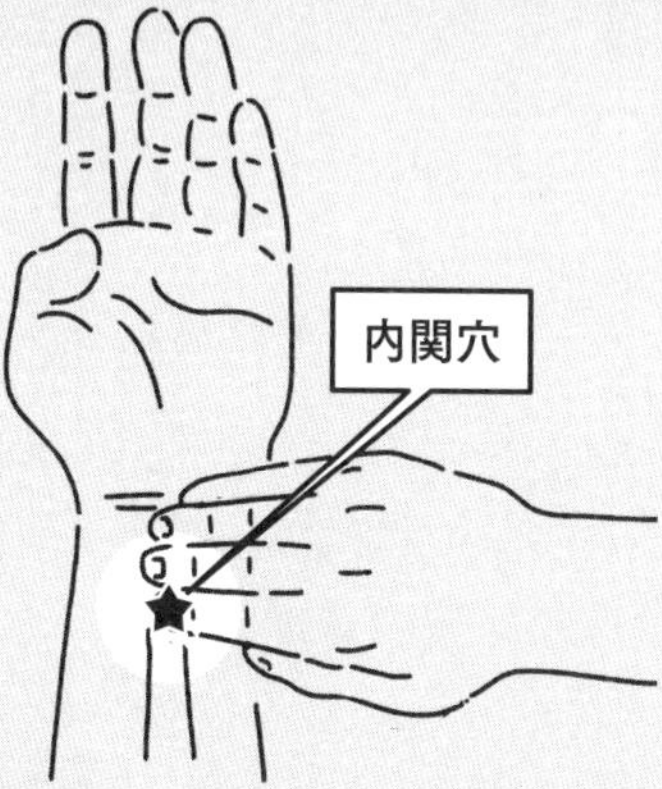

「内関穴」は手のひら側の手首のシワの中央から指３本ぶん、肘のほうにあがったところにあります。吐き気、車酔い、ヒステリーの予防には「内関穴」を1〜３分、左を先に、右を後に揉みます。顔が熱くなり、心臓の鼓動を強く感じるような緊張時にもリラックスの効果があります。

口臭予防に「大陵穴《だいりょうけつ》」を揉む

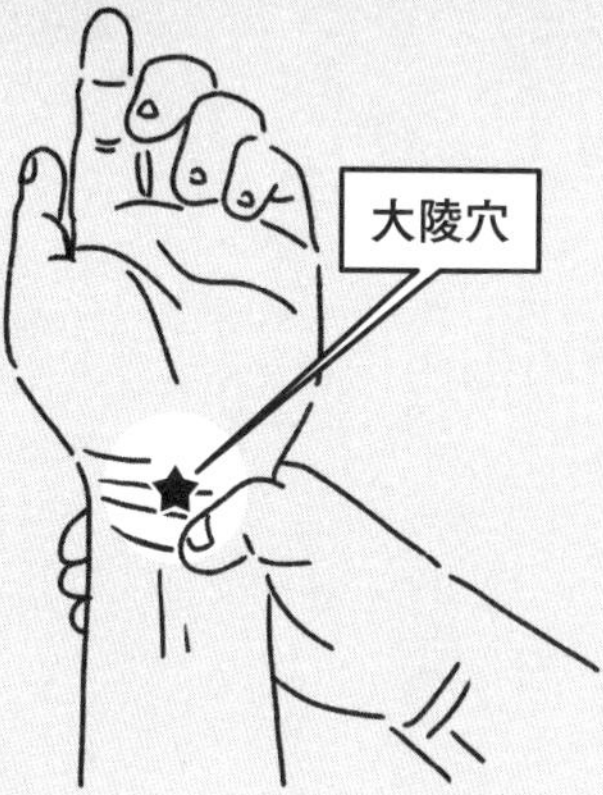

「大陵穴」は手のひら側の手首のシワの中央です。口臭予防に「大陵穴」を1〜３分、左を先に、右を後に揉みます。リラックス効果を得て、唾液の分泌を促しましょう。唾液には天然の浄化作用があります。夜のお付き合いも多い時間帯ですから、心して揉んでおきましょう。

午後9時〜11時の十二時辰養生

睡眠前に臓腑の冷えと熱を調整して循環のよい体をつくる

午後9時〜11時は三焦の経絡（三焦経）が活性化します。五臓六腑の六つめの「腑」が「三焦」です（124ページ参照）。実体のない臓腑とされていますが、リンパ管ではないかという説が有力です。

三焦（三つのエネルギー）は上から上焦（肺と心）、真ん中にあるものを中焦（脾と胃）、下にあるものを下焦（大腸、小腸、腎、膀胱）と呼びます。働きとしては、三つの焦を通じ、腎から発する親から譲り受けたパワーと飲食物から得た元気を全身へ広げ、各臓腑の機能を維持します。三焦経は全身のバランスを欠くために起こる症状に効果があります。例えば、生理の遅れ、早まり、量や痛みでホルモンの不調を感じる場合や、ひどい便秘（痛）、排尿障害、耳に関するトラブルなどに効果があります。

三焦経の力で浮腫《むく》み改善をめざす 便秘と耳のトラブルに対応するツボ

耳を守るため「耳門穴《じもんけつ》」を揉む

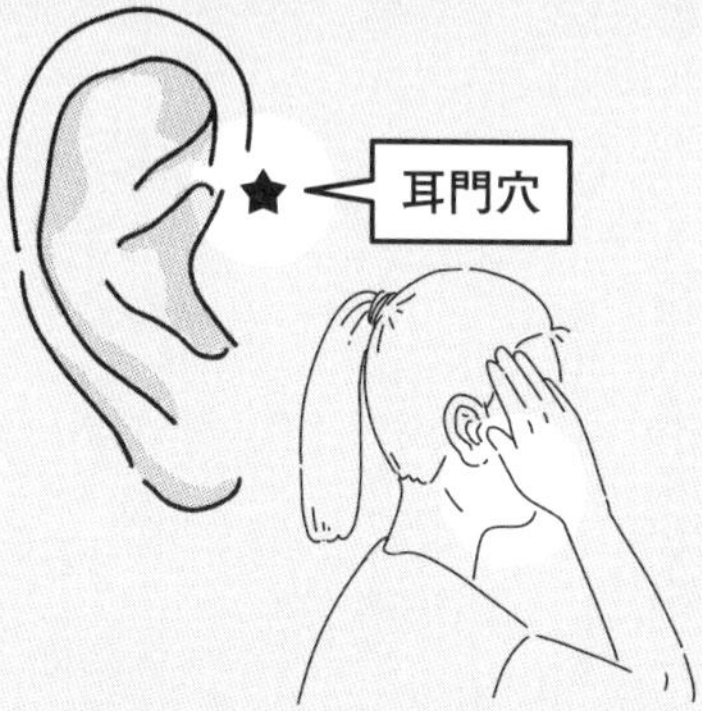

耳珠の上の顎の骨と出っぱりの窪みです。耳の機能、つまり聴力維持だけでなく、中耳炎や内耳炎、耳鳴りなどの予防にも効果が高い「耳門穴」。1〜3分、左右同時にやさしく揉みましょう。耳の浮腫みに効果があり、めまい、歯痛、腰痛、側頭部痛、顎関節症などの予防にもなります。

便秘（痛）に「支溝穴《しこうけつ》」を揉む

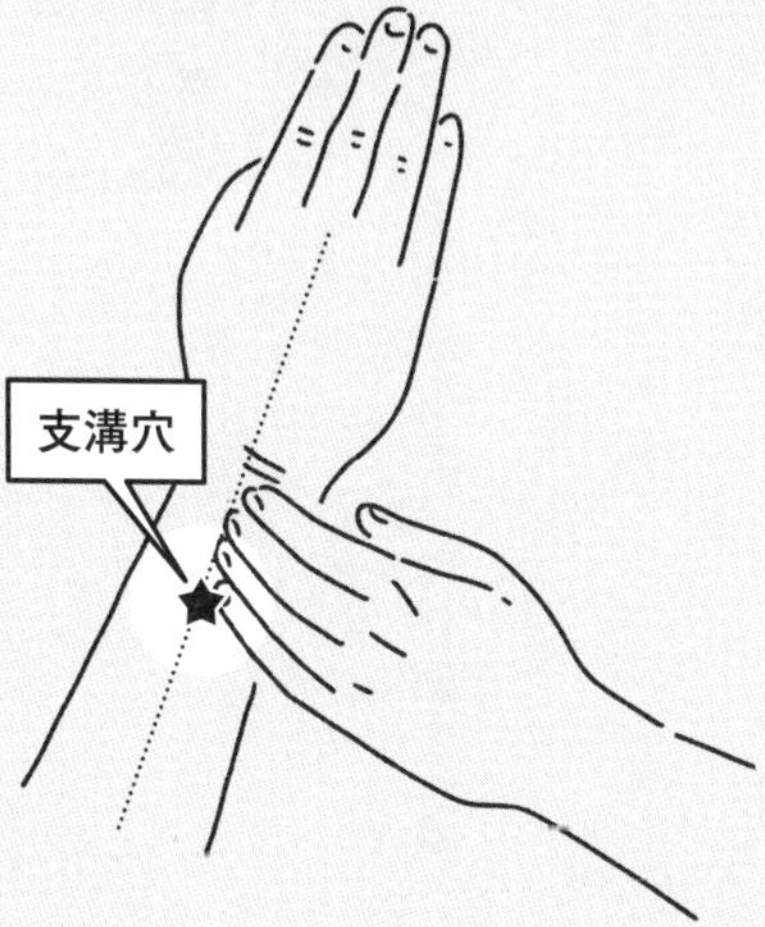

手の甲側、手首のシワの中央から指4本ぶん、肘のほうにあがったところです。痛みがひどい便秘には「支溝穴」を1〜3分、左を先に右を後にやさしく揉みましょう。もちろん、ちょっとした便秘や残便感、高齢性の便秘にも効果があります。便秘を解消するだけで、生活習慣のリズムがよくなり、体の若さを維持しやすくなります。

午後11時～午前1時の十二時辰養生

睡眠で胆力を養い、決断力を高める

午後11時～午前1時は胆の経絡（胆経）が活性化します。胆は体の中央に鎮座し、五臓六腑の活動をコントロールしつつ、その調和を保つ仕事をしています。この時間帯に最も効果的な養生は、睡眠です。睡眠できないと「胆力」が弱まります。「胆力」は物事に動じない力を意味し、この力が宿っている人は「度胸がすわっている」といわれます。

胆力があると、外部からの不快な刺激や危機を瞬時に察知し、状況に応じた的確な判断を即座にくだすことができます。胆力が弱くなると、びくびくして驚きやすくなり、ため息をついて物事に抗《あがな》う力がなくなります。胆力は選択の連続である人生において、常に養生する必要があるのです。

また、この時間帯に眠れないと動悸、不眠、口が苦くなったりします。睡眠の質、不眠に効果的なツボについては１５４ページでお話しします。

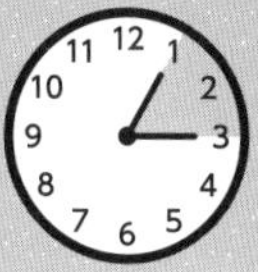

午前1時～3時の十二時辰養生

睡眠で疲労回復し、感情を安定させる

午前1時～3時は肝の経絡（肝経）が活性化します。「肝は血《けつ》を蔵す」といい、この時間帯に眠ることは健康長寿を得る最高の養生になります。また、肝は「罷極《ひきょく》（疲れ切ること）の本《ほん》」といい、疲労回復にはこの時間帯に眠ることが必須となります。

肝にある血が不足すると、頭痛、耳鳴り、めまい、顔面蒼白、難聴になるリスクが高まり、精神が不安定になります。怒りっぽい、感情の起伏が激しすぎると感じたら、「肝」の力を損なっている可能性があります。

「肝」のパワーを補い養生するには睡眠が一番ですが、肝も胆も「血」が不足すると眠れなくなります。対策として、快眠を招く早朝のツボを押す（154ページ参照）。または食生活はレバーほうれん草炒めや手刀サイズ（中指から手首までの長さ）の魚など、血の材料になるものをとりましょう。

午前3時～5時の十二時辰養生

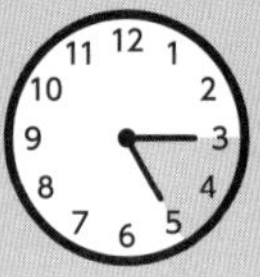

睡眠で肺を養生し、病気回復のパワーをアップさせる

午前3時～5時は肺の経絡（肺経）が活性化します。肺は臓腑の中で一番高い位置にあるので、上から下へと「下る」パワー（粛降《しゅくこう》）があります。自然界の精気を吸い取り、脾と協力して飲食物から得たエネルギーを体に運ぶのです。逆に、肝経は（降りてきたパワーを）足のつま先から体の中央を通し、脳天へと下から上へ「上げる」パワー（疏泄《そせつ》）があります。「粛降」と「疏泄」のバランスにより、人体は正常に機能し、病気が回復します。

肺の負担が少ない状態（＝睡眠）でこの時間帯を過ごせると、肺はよい状態になって免疫力が高まり、病気になりにくい体になります。年齢を重ねると、明け方に目覚めて二度寝できないという方がいますが、肺の力がダウンしている可能性があります。食事なら、白い食べ物、例えば、大根、カブ、梨、鶏肉、白身魚、イカ、タコ、カニなどを食べましょう。

東洋医学の基礎知識

夜はなぜ寝たほうがいいのか

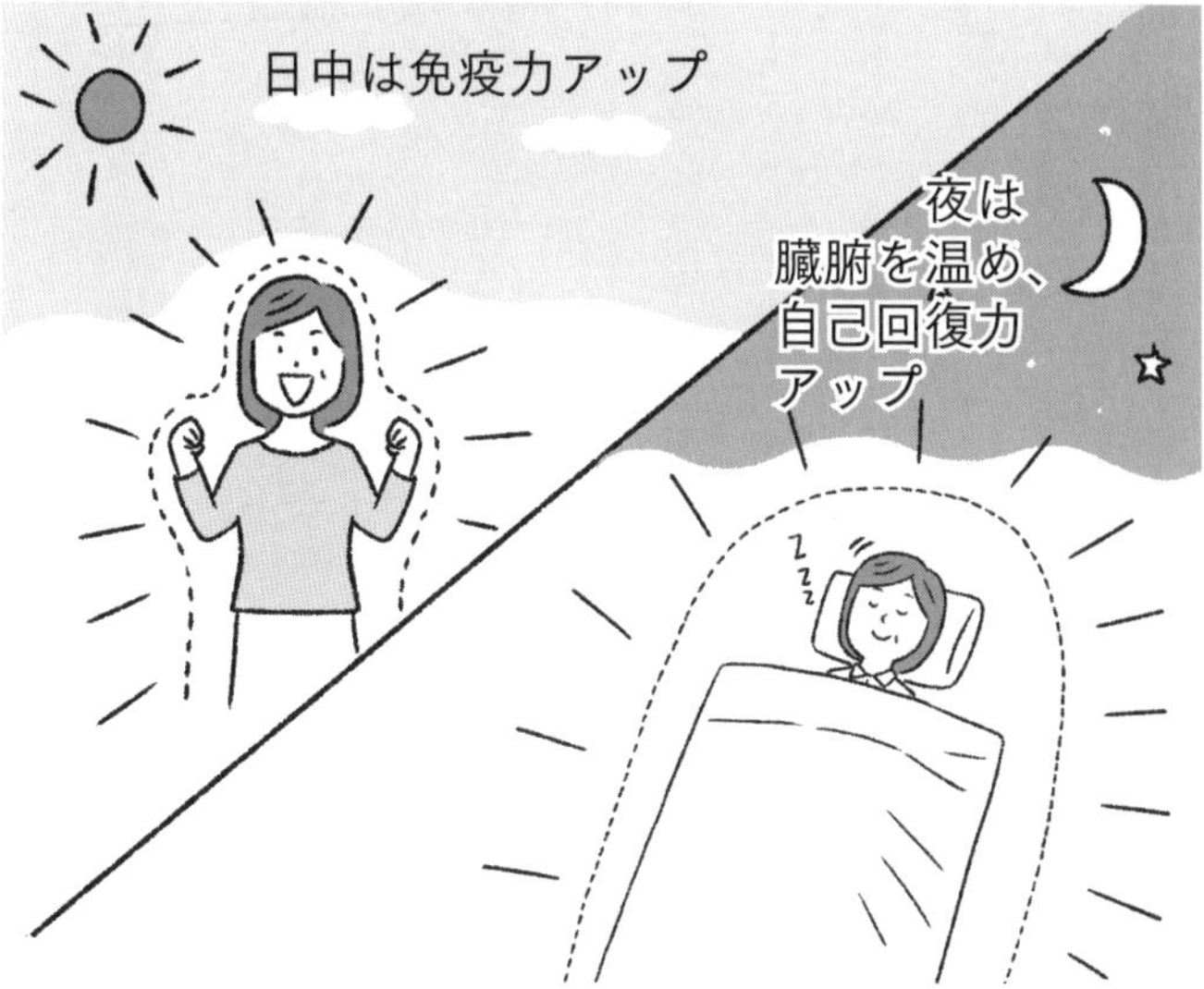
日中は免疫力アップ
夜は
臓腑を温め、
自己回復力
アップ

東洋医学で、衛気《えき》と睡眠は大きな関わりがあると考えます。衛気とは飲食物からつくられるエネルギーで、外環境による影響から体を保護する力です。

もっと詳しくいうと、外は皮膚、内は五臓と全身に分布し、毛穴や汗腺の開閉を司り、体温調整をして、皮膚や体毛に潤いを与えます。昼には肺を通じて外環境から体を守り、夜には臓腑を温め、体内の免疫力を高めます。

特に夜、衛気は体内の臓腑をめぐっているので、体表部の守りは手薄になっています。つまり、その時間帯は掛け布団をかけて寝ているほうがいいということになるのです。そして、夜明け前の午前3時～5時、肺が活性化され、日の出とともにそのパワーを使って、体表面にバリアが張られるわけです。

やはり、夜11時から朝5時に眠ることは、理にかなっています。

なぜ現代人は眠れなくなっているのか

睡眠に関する症状、例えば、寝られない、寝つきが悪い、睡眠途中で起きてしまう、起きると二度寝ができないなどの悩みを総じて「不眠」といいます。

不眠の主な原因のひとつに、「七情（怒・喜・思・憂・悲・恐・驚）の乱れ」があります。

精神活動を統括する五臓の「心」が過剰な我慢、驚きなどで平常ではなくなると、感情が乱れ、睡眠も乱れるのです。また、怒りやストレスは「肝」を損傷させ、寝つきが悪くなるだけでなく、一日じゅう体が火照《ほて》ったり、目が充血したりします。

考えすぎ、食生活の乱れ、過労、慢性病による体力低下が原因の不眠は、五臓の「脾」が関わります。不摂生《ふせっせい》や加齢により「腎」が弱まると、不眠の症状に加え、寝汗や夜だけ体が火照ります。

さらに、不眠には目と大脳が大きく関係しています。現代ほど、人々が目を酷使し、脳幹への血流が減少している時代はありません。

睡眠、食欲、性欲など本能を司る脳幹は、大脳の一番深いところにあり、ワニなどのは虫類以上の脊椎《せきつい》動物が持っているものです。大脳のうち、五感のすべて、思考、運動神経など「人間らしい」部分は大脳皮質にあります。

人間の脳は心臓に比べて、過剰に発達してしまい、そもそも血液循環が不足しがちです。ましてや目を酷使すると、大脳皮質に血液の循環が優先されます。その結果、本能を司る脳幹の血流が不足し、慢性的に血虚となります。

つまり、本能にまつわることが苦手になってしまうのですから、当然睡眠が下手になります。不眠の原因はさまざまですが、東洋医学で睡眠は、心身を回復させる最高の養生なので、快眠につながる日常の習慣が大切なのです。

睡眠下手な方は早朝に睡眠パワーを補充する

午後11時～午前5時の睡眠に不満を感じている方は、午前5時～7時に活性化する大腸の経絡（大腸経）の、大いなる陽気を使ってセルフケアしてみましょう（128ページ参照）。次のSTEPに従って、順番にツボを押してください。早朝にこのツボを押すと、その日の夜の睡眠の質がよくなるというわけです。

STEP 1 心の鎮静と安定化のため神門穴を1分押します（137ページ参照）。

STEP 2 上脘穴を両手の人差し指から薬指までをそろえて、3分やさしく押します。その際、ゆっくり息を吐き切るイメージで行いましょう。

STEP 3 合谷穴を3分押します。

1～3までやったら左右反対の手もやりましょう。夜中、寝つけない時に行う場合は特にゆっくり呼吸し、眠くなったら途中でも終了です。

良質な眠りに役立つ安眠のツボは過度な緊張をほぐして気力ももたらす

「上脘穴《じょうかんけつ》」を押して上腹部のツマリ感をとる

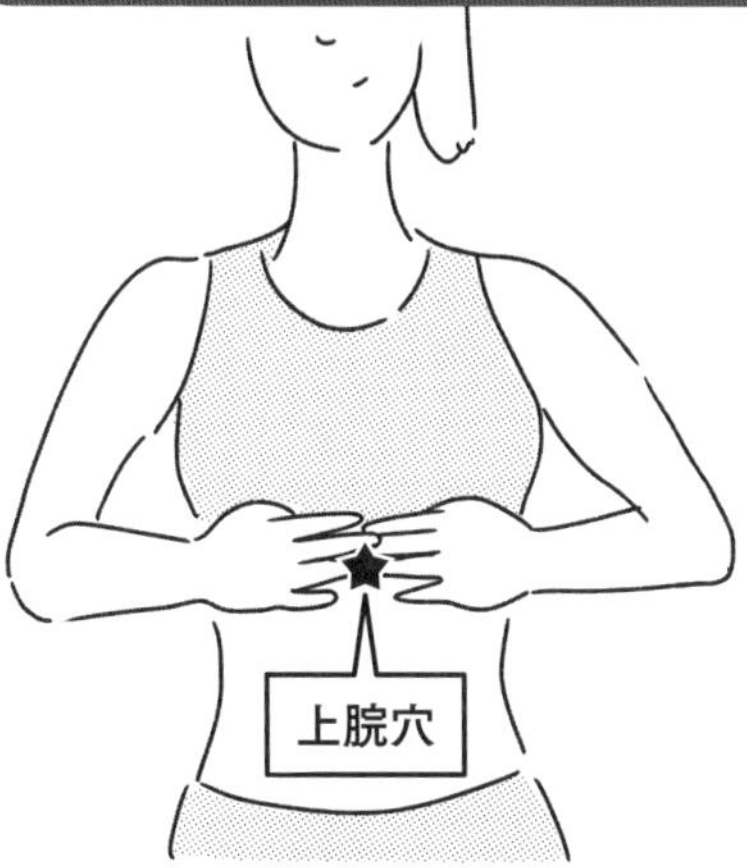

上脘穴はおへそと胸骨の下端を結び、上から4分の1、下がったところにあります。上脘穴はみぞおちの詰まりを通す効果が大きく、安眠はもちろん痰切れにも作用します。上脘穴だけでも安眠によいのですが、神門穴と合谷穴と一緒に使うと効果がより高まります。眠れない時も押してみてください。

「合谷穴《ごうこくけつ》」はパワーを補うファーストチョイス

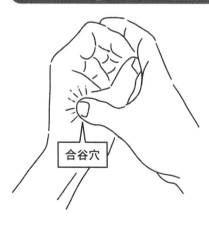

合谷穴は「補気」といって、「気」の力を補います。場所は、親指と人差し指が合流するところから少し人差し指側にあがった窪みで、押すと少し痺れるような感覚になります。顔面部への血流を促すので、美顔、目や鼻のトラブル、花粉症の予防にも役立ちます。

東洋医学式
「人生100年」の養生術

第5章

認知症と寝たきりにならないための養生術

生きる実感が持てる長寿と、命を長らえるだけの長命は違います。
老いても自分の考えることを実現し、家族や友人との時間を心から楽しみたい。
晦《みそか》にむかえば入りて、宴息《えんそく》す。（昼は働く。そして、日が暮れて暗くなったら
家に帰り、おいしいものを食べてゆっくり休もう）
これを言い換えると、「時に随《したが》う」という言葉になります。

時に随うとは、自然の流れに逆らわず、勢いがある時にやるべきことをやり、勢いが弱くなってきたら休むという意味です。

時に随えば、時を味方にできます。

つまり、意識して今の自分に合った生き方をすることは、それ自体が養生になるのです。

歳を重ねるにつれ、記憶力や筋力が低下していきます。

それはいずれ、誰しもが感じることでしょう。

では、時に随うと、どこまでが許容範囲なのでしょうか。

「認知症」や「寝たきり」にならないために、できることはなんでしょうか。

本章では、記憶力の維持を含めた認知症予防と、寝たきり予防に役立つ方法を提案していきます。

日本人の寿命と五臓の衰え

戦後、日本人の平均寿命の延びには著《いちじる》しいものがあります。厚生労働省によると、データを取り始めた１９４７年、男性50・06歳、女性53・96歳だった平均寿命が、２０２２年には、男性79・64歳、女性86・39歳となりました。

その一方、長寿を手に入れたことで、新しい問題に直面しています。それは「老化」です。

老化とは、生体機能の不可逆的な低下で、体のあちらこちらで連動して起こります。

もっと平均寿命が短かった時代、老化は一部の長寿を実現した人間だけの問題でしたが、今では、**55〜60歳のほぼ二人に一人は90歳を超える**というデータもあります。

人生100年時代は、もう目の前です。

各臓腑の老化によって起こる症状や疾患をご覧ください（161ページ参照）。病院で「加齢ですね」といわれる症状や疾患に、ほぼ該当します。具体的には、加齢性の眼疾患（白内障《はくないしょう》・黄斑変性症《おうはんへんせいしょう》）、骨粗しょう症、変形性膝関節症、肺炎、認知症などです。

日本人の三大死因、「がん、心疾患、脳血管疾患」も、老化と関係があるといわれています。

東洋医学でも、各臓腑は老化や疲労に起因し、不調になります。不調が長期化すると、不調となった臓腑単体ではなく、それ以外の臓腑が連動しあって弱っていくと考えます。

ここではあくまでも目安として、老化した各臓腑が引き起こす、さまざまな症状や疾患を示しました。

参考にして、各臓腑の養生を意識しましょう。

東洋医学で脳は「奇恒の腑」

東洋医学では脳をどのように考えているのでしょうか。

東洋医学で脳は、「腎」が司る**奇恒《きこう》の腑**とされています（奇恒の腑には脳の他に、髄、脈、女子胞（子宮）と六腑の一つである胆があります）。

奇恒とは「普通ではない」の意です。つまり、脳は腑でありながら、臓に似た性質を持っているため、奇恒の腑と呼ばれるのです。

奇恒の腑は総じて、六腑と形体が似ている中空の管（中腔臓器）ですが、性質や働きは臓に似て、精気（腎から発するエネルギー）を蔵します。

脳は西洋医学では実質臓器に分類されるので臓腑の「臓」のイメージですが、東洋医学では五臓である腎から発するエネルギーをためるところなので、奇恒の腑と分類されるのです。

五臓の老化が関連する疾患と症状

木	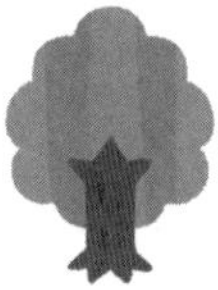	肝	肝機能低下、視力低下、筋力の低下、加齢性の眼疾患（白内障・黄斑変性症）
火		心	心臓の血液排出力の低下、心疾患、成長ホルモン減少、脳血管疾患、不眠症
土	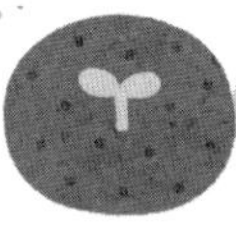	脾	胃腸など消化機能低下、内臓下垂（胃下垂、脱肛、子《し》宮《きゅう》脱《だつ》）、性ホルモン減少
金	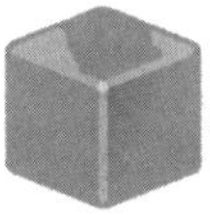	肺	肺炎、呼吸困難、乾燥肌、加齢性皮膚炎、シワが増える
水	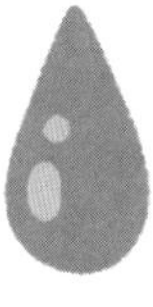	腎	腎臓機能低下、聴力低下、性ホルモン減少、認知機能低下（記憶力低下含む）、脳血管疾患、骨粗しょう症、変形性膝関節症、頻尿

認知症の予防と寝たきりの予防は「不即不離」

生命力には先天の精と後天の精があると述べましたが、水穀《すいこく》の精といわれる後天の精は、食べ物から得られるエネルギーのことです。ですから、歳をとって胃腸の働きが弱まってくると、後天の精の補充が不十分になります。

同時に、先天の精も年齢を重ねるごとに減っていきます。

若々しさの源である二種の生命エネルギーが減っていくと、頭に十分なパワーがいかなくなります。すると、たいてい90歳では、いわゆる認知症とまではいかなくても、なんらかの介護が必要になります。

東洋医学では、心身は一体と考えます。ですから、認知症の予防になることは、身体能力の維持にも結びつきます。また、適度な運動をすることは認知症の予防にもなるため、この二つを切り離して考えることはできません。

認知症とアルツハイマー病の違いとは？

人間は長生きになるにつれて、「認知症」と向き合う必要が出てきました。

多少の物忘れは誰にでも起きる老化現象です。しかし、体験した出来事の記憶がすっぽり抜け落ちる、時間や場所などの認識が混乱する、話している言葉がわからない、などのような認知機能の低下（認知症）があらわれると、生活や健康を保つのに支障をきたします。

認知症にはいろいろなタイプがありますが、ここでは最も発症数が多いアルツハイマー病についてお話ししましょう。

認知症の6～7割がアルツハイマー病といわれます。若年性を心配される方も多いと思いますが、若年性のアルツハイマー病は家族性（遺伝性）であることがわかってきています。

家族性アルツハイマー病は64歳以下で発症することが多いのですが、アルツハイマー型認知症の1％未満を占めるにすぎません。つまり、アルツハイマー病のほとんどが加齢性（老化）によるものです。

脳は「大脳」「小脳」「間脳」「脳幹」などに分かれます。

アルツハイマー病は、大脳の表面にある「大脳皮質」の細胞が死んで脱落していく病気です。

最初に神経細胞死が起こる場所は、大脳の深部にある「大脳辺縁系《だいのうへんえんけい》」で、特に記憶を司る海馬《かいば》に神経細胞を投射する、嗅覚野のあたりになります。そこから大脳皮質に広がっていきます。

例えば、海馬に神経細胞死がみられると、学習障害や記憶の低下が大きな問題となります。

海馬というのは、新しい記憶をつくるところですから、当たり前に覚えているはずの「今しがた」のことを覚えていないので、コミュニケーションにも問題が生じます。

進行すると、記憶力が低下するだけでなく、家事ができない、昨日まででできていたルーティンワークができない、失語障害（聞くことや話すことができなくなる状態）になる場合もあります。

また、海馬のそばにある「扁桃《へんとう》体《たい》」に影響が出ると、好き、嫌い、喜び、恐怖などの情動にも影響が出ます。具体的には、性格が変化し怒りっぽくなる、暴力を振るう、また、幻覚や錯覚の症状が出る方もいます。

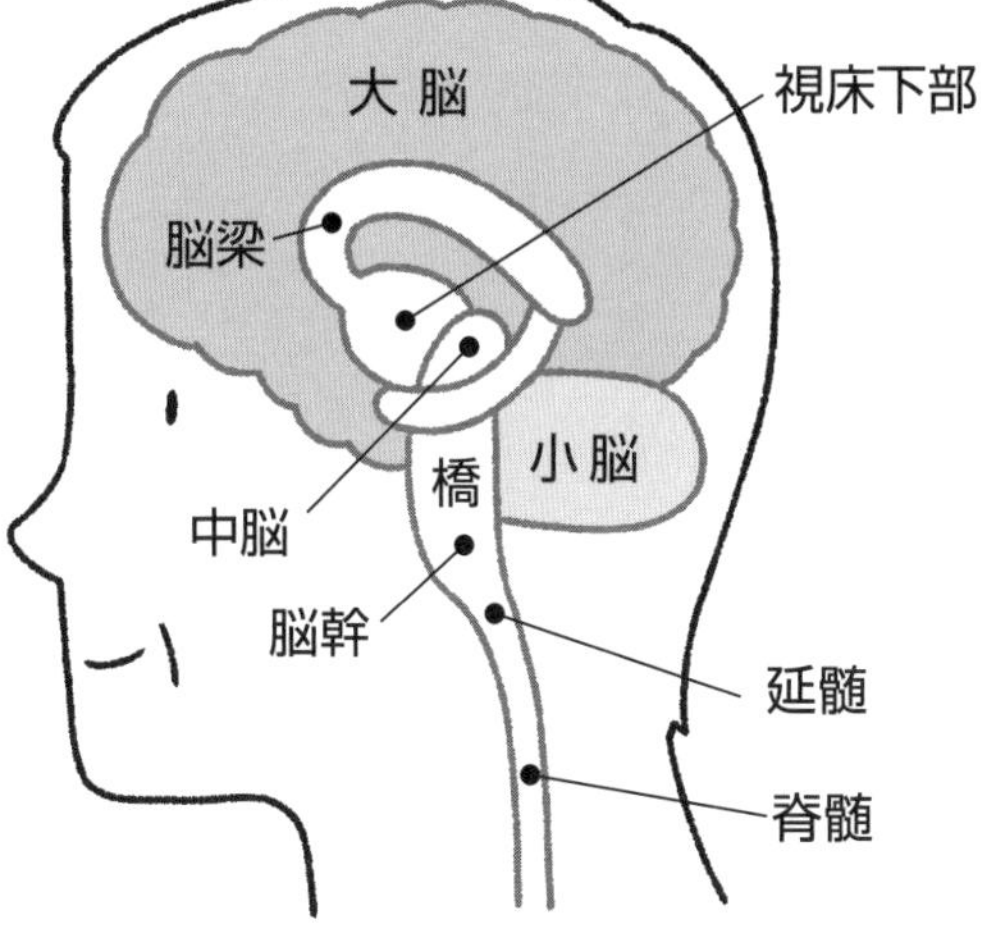

アルツハイマー病は「ある物質」が原因という仮説

「大脳皮質」は、感覚神経、思考、運動神経など、人間が人間たる部分を司っています。

「大脳辺縁系」は、大脳皮質の深部にあり、情動の表出、食欲、性欲、睡眠欲、意欲などの本能、喜怒哀楽、情緒、睡眠や夢などを司っており、記憶や自律神経活動にも関与しています。

これに対して「間脳」は、自律神経の中枢であり、同時にホルモン調整、体内時計の調整を担当します。「脳幹」は呼吸、循環など生命活動の基本的な営《いとな》みを支配し、「小脳」は運動調節機能を担当しています。

脳の進化は生物の進化であるといわれますが、人類の大脳の発達は著しいものがあります。特に大脳皮質は、心臓の血液の拍出量に対して大きすぎるという説もあります。

アルツハイマー病の発症が人類と一部の哺乳類に限られるのは、著しく発達した大脳の細胞死に原因があるからです。

ところが昨今、アルツハイマー病の発症についてさらに詳しい成果が得られました。理化学研究所のプロジェクトチームにより、アルツハイマー病の原因物質がアミロイドβであると報告されたのです。

アミロイドβは40数個のアミノ酸で、脳内のゴミのようなものです。このゴミがたまることで、アルツハイマー病になるというのです（アミロイド仮説）。たいへん興味深いので、『アルツハイマー病は治せる、予防できる』（西道隆臣著／集英社新書）より引用します。

アミロイド仮説

――神経細胞で産生されるＡＰＰからアミロイドβが切り出され、神経細胞外に放出されると、何らかの理由でこれが神経細胞の周りに蓄積（沈着）して老人斑になる。この老人斑が神経細胞にダメージを与えるなどの問題を引き起こし、シナプスや神経細胞が傷害され、細胞内部では神経原線維変化が起きる。そして神経細胞の機能障害、神経細胞死が起き、認知症になる――

（注）ＡＰＰとは、アミロイド前駆体タンパク質のこと。

アルツハイマー病の原因だとされるアミロイドβは、誰の脳内でも産生され排出されます。にもかかわらず、アミロイドβがたまりやすい人とたまりにくい人がいるのはなぜでしょう。

つまり、アミロイドβの蓄積は、産生と排出のバランスで決まるというわけです。そして、そのバランスに影響を与える要因の一つが睡眠です。

例えば、毎日、質のよい睡眠が適正な時間とれている場合、アミロイドβの排出が適切になされ、脳内のゴミの蓄積を抑制することができます。逆にいうと、毎日、**寝不足を積み重ねている（「睡眠負債」の状態）と、アルツ**

ハイマー病のリスクが高まるということです。

同書では、予防策として以下があげられています。これからお話しする東洋医学の老化予防とも、重なる部分が多いです。

●適度な運動
●適度な睡眠
●適度なアルコール
●動脈硬化予防
●糖尿病予防
●中年期メタボリックシンドローム予防
●性ホルモンの低下を抑える

触れ合うことが認知症の予防になる

東洋医学発祥の地、中国では「病気を治すこと、長寿には家族の支えが大きな力になる」と考えます。

家族がいることの効用の一つに、触れ合いがあります。日本でも親孝行という言葉がありますが、親だけでなく、おじいちゃんおばあちゃんに「肩もみ」することもあるでしょう。

肩もみは、単にコリをほぐすだけではありません。**他者との触れ合いによって「気」が交流**し、自分のパワーだけでは回らなくなった気が体全体に回り始め、体が動くようになります。**体をさすってあげる**ことも、認知症やその他の病気の予防、症状の改善に役立ちます。

現在では、おひとりさまや家族がいても単身で生活される方が増えてきました。そういうケースはどうしたらいいのでしょう。

まずは、信頼できる方との人間関係を大切にしましょう。ご近所の方、共通の趣味を持つ方、旧友、親友など気持ちを通わせられる人間関係を温めていくのです。

以前、往診に行った際、生涯孤独の身の上だと話すおばあさまがいました。彼女は介護施設に住み、介護施設のスタッフの方に憎まれ口を叩きながらも、信頼をおき、楽しく過ごしていました。

ペットを自分の家族のようにかわいがる方も多いですね。実際、家族以上に愛情を注ぐ方もいます。言葉がいらない関係は信頼を強く感じるのかもしれません。

いろいろな人生があります。しかし、最期は一人で彼岸《ひがん》に逝《い》きます。だからこそ、現世の此岸《しがん》では一期一会を大切にし、今を大事に生きていきたいものです。

笑いと喜びで五臓の「心」が安定する

東洋医学で精神活動の中心は、五臓の「心」が担います。いわば、「心」は皇帝のようなもので、いろいろな感情を統率する役目をはたしています。

54ページで、「心」に不調をきたすと、もの忘れや寝つきが悪くなると述べました。では、「心」を整えるためにはなにが有効でしょう。

それは、**「笑い」と「喜び」**です。テレビで放映される「お笑い番組」を視聴したり、音楽を聴いたりという受動的なコミュニケーションもよし、本を読んだり、創作活動で自身の想像力を広げる能動的な行為もよしです。

もちろん、他者との触れ合いという双方向のコミュニケーションで笑いと喜びを日々得られたら、さらに精神が安定し、少々の困難や不条理に出くわしても、うまく感情コントロールができるようになるでしょう。

よく「若いころは箸が転げてもおかしい」といいますが、たしかにご年配より、若い方のほうがよく笑うイメージがあります。笑顔は若々しさと元気のシンボルです。

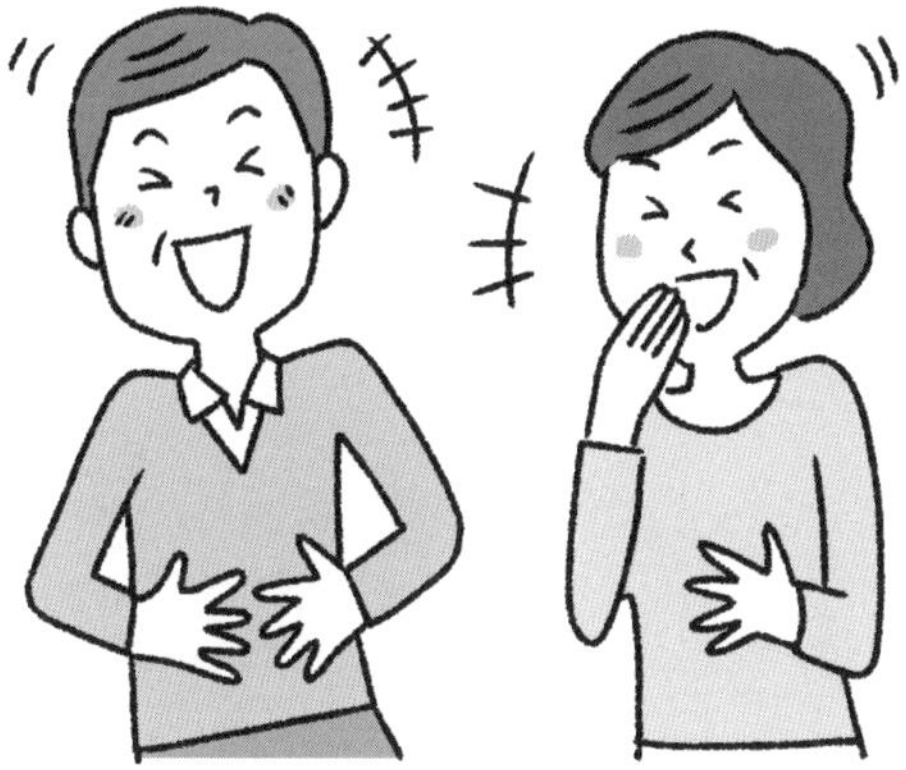

意識して笑顔をつくれたらなによりですが、口角をあげてみるだけでもけっこうです。笑う門《かど》には福来《ふくきた》る。

笑うことは、西洋医学でも、エンドルフィンやNK細胞を増加させ、免疫系を活性化させるといわれています。

泣くと感情が落ち着く

長く生きていると楽しいことだけでなく、つらいことや我慢してやらねばならないことも多々生じます。

疲れていても、仕事や家事をしなくてはいけない。介護も短い期間なら対応できても、長期間となるとゴールはみえませんし、症状もよくなることがほとんどありません。

介護が始まったら、旅行はもちろん、外食に行く時間もなかなかとれません。仕事を変える、離職して介護に専念する必要があるとなったら、たとえ愛する家族であっても、切なくなるでしょう。

一方で、介護される側も、介護される立場になったことにストレスを感じる方が本当に多いです。

老いては子に従えといいますが、それにしてもこんなに迷惑をかけていいのか、思いどおりに動けないわが身が情けないなど、それぞれに思うことがあるでしょう。

このようにストレスがたまった時は、**泣くことが発散方法**の一つになります。目から出る「涙」はストレスの極まりの結果です。泣くことによって、極限に達したストレスを放出している状態といえます。そうすることで、なんとか一時的に精神を落ち着かせることができます。

とはいえ、毎晩毎晩、涙するほどのストレスが継続的に発生するようでは、もはや泣くことだけでは解決できません。いずれ、体を壊すことになるでしょう。

できる限り早い段階から、家族や職場、地域コミュニティー、また、介護であれば介護関係者と連携を図るようにしましょう。一人ではないと思えること、話を聞いてもらえるだけでも、気持ちに整理がつくという方も多いです。

耳を揉んで脳の血流をあげる

耳には、全身の各場所に刺激を与えるツボがそろっています。それゆえ治療効果も高く、鍼灸《しんきゅう》の世界で耳ツボへの施術は、足ツボより効果が高いといわれます。特に、中国では**耳ツボへの施術は医療行為**であり、病院での治療法として確立しています（足ツボは癒《いや》し効果を得るために活用されます）。

私の治療でも、耳ツボはいわゆるダイエット目的の食欲調整、ホルモン調整、新陳代謝アップだけでなく、便秘や下痢、不眠、白血球や血小板の減少など、多岐にわたります。

ここで、**自分でできる「耳ツボ養生術」**を紹介します。耳ツボ図（180ページ）をご覧ください。**耳に、全身に刺激を与えるツボが集まっているこ**とがわかるでしょう。

自分でできる養生術を標ぼうしているので、すべてのツボを表すことはしませんが、**耳は人間の体の縮図**といえるのです。体の縮図であることをイメージで伝えるため、人間（ここでは赤ちゃん）の図も入れました。

頭が下を向いているのは、耳たぶには頭部に効果のあるツボがあるからです。耳たぶのど真ん中を揉むと、顔全体、特に「目」に効きます。眼精疲労は、テレビやパソコン、スマホ、車の運転など目を酷使する現代人にとって共通の悩みです。目が疲れたなと感じたら、試してください。

ちなみに最近、主にパソコンやスマホの利用、ストレスなどにより食いしばりや顎関節症の症状を訴える患者さんが増えています（不調の原因は、第2頸椎と頭蓋骨でつくる後頭環軸関節が前方にズレてしまうため）。顎関節のトラブルと予防には、「上顎」と「下顎」を揉むと効果があります。

図で、足は上（耳の上の方）を向いています。背中が耳の外側、お腹（臓腑）は耳の穴の周りを囲むようにあります。耳の穴のすぐ近くには「口→食道→

胃→小腸→大腸」と「腑」らがぐるりと配置され、その外側に、五臓（心肺脾肝腎）があります。肺は、心臓の両横に、左右二つの肺が配置され、「腎」のならびには「膀胱」があります。

実際の人体とは多少のズレがあるものの、それぞれの耳の場所に、かなり**人体と対応したツボが配置**されている、というわけです。

耳たぶには顔全体だけでなく、「脳からクビ」に刺激を与えるツボもあります。例えば、「枕《まくら》」は、不眠、嘔吐《おうと》、クビの寝違え、膀胱炎、皮膚病、カゼなどに効果のある万能ツボです。「扁桃体」は咽頭炎や扁桃腺炎に、「牙痛点《がつうてん》」は歯の痛みに効果がある特効穴《とっこうけつ》です。

また、自律神経を調整する「神門《しんもん》」は、耳ツボ治療の際、よく用います。便宜上、137ページの「神門穴」と分類するため、「耳神門《みみしんもん》」と呼びます。耳神門は耳の上部にあり、その効果は、精神安定や精神症状の改善、神経痛、頭痛やめまいの鎮静、心臓疾患や脳疾患の予防、消化器や呼吸器など臓腑の活性化など、多岐にわたります。

認知症予防として、**日常的に耳全体をつまみ、やさしくぐるぐる回す**のもいいでしょう。脳へ流れる血流は、一滴残らずクビを通りますから、クビがほぐれると脳や頭部への血流もよくなります。

さらに、**耳が温かいと免疫系が活性化**され、病原体などの侵入を阻《はば》み、体を病気から守ってくれます。

2020年初頭から、新型コロナウイルスが世界中で大流行し、日本でも感染が広まりました。流行性感冒もカゼも、東洋医学では予防の基本は共通です。「手洗い、うがい、温かい飲み物を定期的にとる、しっかり食事をとる、気候に合った衣服を着用する、睡眠を十分にとる」などです。

50歳を過ぎたころから免疫力が低下し始めますから、感染症は特にご高齢の方に顕著となります。予防のため耳ツボ養生術や、東洋医学式の養生を取り入れて、免疫力アップしてください。

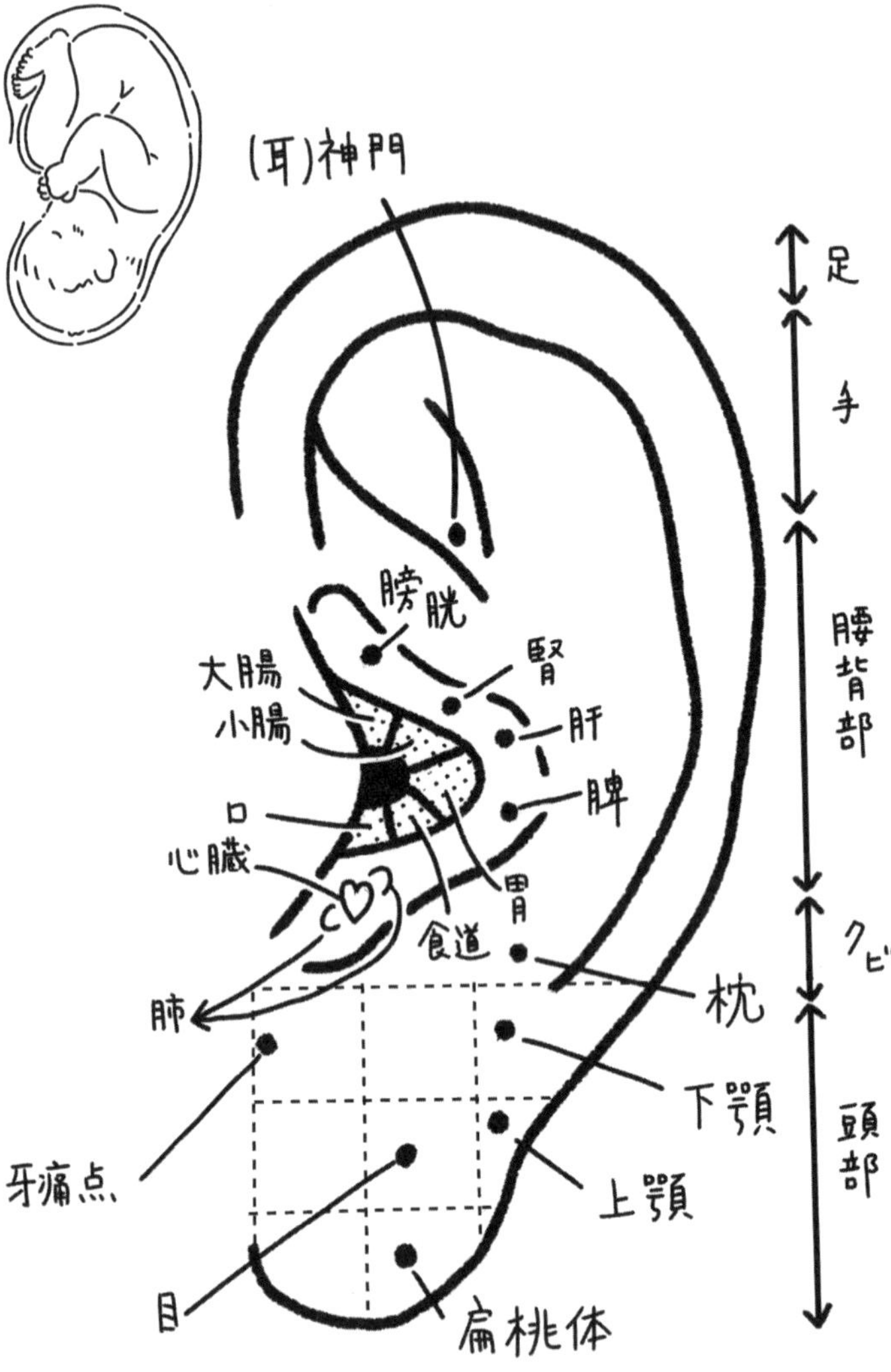
(耳)神門
足
手
腰背部
クビ
頭部
膀胱
腎
肝
脾
大腸
小腸
口
心臓
胃
食道
枕
肺
下顎
上顎
牙痛点
目
扁桃体

東洋医学の基礎知識

耳は全身のツボが投影された人間の体の縮図

耳には全身に対応するツボがあるので、東洋医学で耳は、人間の体の縮図といわれます。ちょうど人間を逆さまの状態にして耳と対比させると、耳のそれぞれの場所にあるツボが体のどこに刺激を与えるのか、理解しやすいでしょう。

例えば、耳たぶにあるツボは頭部と顔面です。また耳の外側にあるツボは、背骨（胸椎と腰椎）にあたり、交感神経を整えます。一方、耳の穴と、耳の穴の近くにあるツボは臓腑に刺激を与え、副交感神経を司るのです。

耳ツボの中には「点」ではなく、「エリア（ある程度の範囲）」を持つものがあります（体のツボにも「エリア」を持つものがあります）。それらを図示した場合、イラストの大きさに対してツボの範囲が小さいので、東洋医学の本では、点で示される場合もあります。

しかし、上記の耳ツボ図は拡大しているので、「口→食道→胃→小腸→大腸」のようにつながっているツボは、点ではなく、エリアの表示にしました。例えば、胃の範囲で、食道に近いところは「胃の入り口（噴門）」に効果があり、小腸に近いところは「胃の出口（幽門）」に効果があります。（肺も心臓の左右に小さいですがエリアを持っているので、同様にしました）。

色気が記憶力を維持する

性ホルモンが減少する更年期に入ったころから、記憶力の衰えを感じる方が多いようです。

それもそのはず、近年、**記憶力の維持と性ホルモンが密接に関係している**ことが判明したのです。そして、記憶の主要な役割を果たす海馬からも男性ホルモン、女性ホルモンが微量ながら産生されていることがわかりました。

古来より、生殖と生命力のベースは「腎」であり、脳は「腎」のパワーの影響を受ける奇恒の腑であると述べました。加齢による性ホルモンの減少と記憶力低下の関連性は、東洋医学の観点から見ても納得です。

それでは、性ホルモンの減少を防ぐためにはどんなことをしたらいいでしょうか。

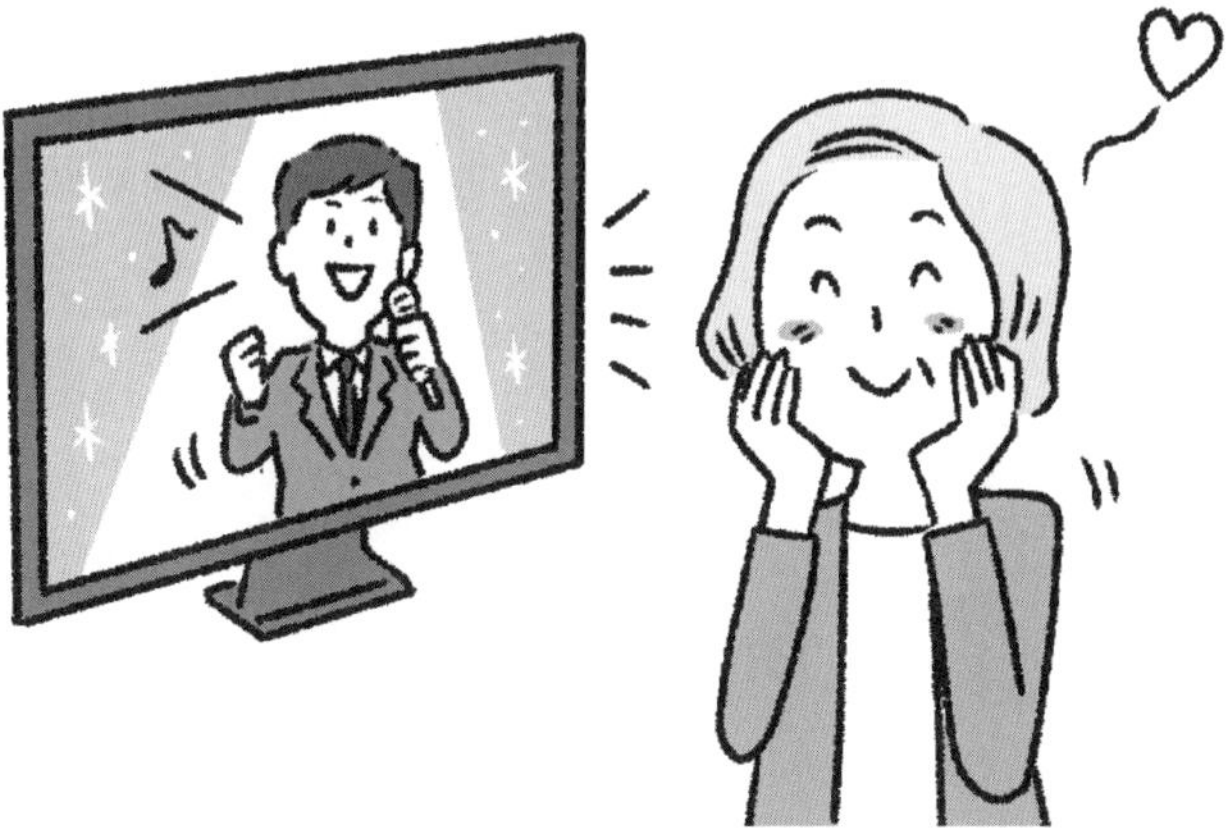

その一つは、芸能人やスポーツ選手へのファン活動や自分の胸の内だけでの妄想恋愛も含めて、多少の「色気」を持つということです。色気は性ホルモンの分泌を促し、記憶力の低下を防ぐだけでなく、脳を活性化します。

想像力で気分があがるなら、それもありということです。

何歳になっても「好き」の心を失わず、好きな対象を尊重して、人生を楽しんでいきましょう！

香りは記憶を呼び覚まし、免疫力をあげる

好きな香りに包まれるのは、心地よいことです。リラックスできたり、逆に集中力をあげたり、香りの効用はさまざま。

香りが脳を覚醒させることもあります。大好きな香りによって、幸せな記憶がよみがえった、という経験はありませんか。

嗅覚が体に及ぼす影響について、東洋医学で考えてみましょう。

香りを感知する嗅覚を司るのは、肺です。肺は体を動かすパワーの大元（宗気《そうき》）をつくります。十二経脈（六臓六腑の経脈）のスタート地点でもあります。つまり、**嗅覚からの刺激が、全身をめぐる十二の経脈の始まりを刺激し、肺から始まる六臓六腑を整える**ことにつながるのです。

また、すでに何度も述べていますが、東洋医学では、気、血、水（津液《しんえき》）

などエネルギーの通り道を経絡《けいらく》といいます。

経は経脈のことで「縦」の脈、絡は絡脈のことで「横」の脈です。十二経脈は、人間の体を大きく回る循環であり、十二の経脈それぞれに走向規則と分布範囲があります。

それは、大きく「手三陰経」、「手三陽経」、「足三陽経」、「足三陰経」の四つに分類され、「手三陰経」は胸から手先に、「手三陽経」は手先から頭に、「足三陽経」は頭から足先に、「足三陰経」は足先から胸に走向します。

それぞれの経脈は六臓六腑（121ページ参照）をまとい、各臓腑のパワーを全身に促します。十二経脈の順番で示すと、「肺→大腸→胃→脾→心（臓）→小腸→膀胱→腎→心包→三焦→胆→肝」となります。

そして、肝で終わった十二の経脈は、体の中心である中焦《ちゅうしょう》（脾と胃）を通り、肺へと戻ります。

香りに話を戻しますが、私の生家の玄関横には金木犀《きんもくせい》があり、秋に咲く金木犀にはいろいろな思い出があります。家の前で兄弟と野球やバドミントンをした思い出、初秋の爽やかな青空のもと行われた家族行事や学生時代の思い出……それらが金木犀の甘くて凛とした香りによって、ふっと思い出されるのです。それは幸せな子ども時代や青春時代の記憶であり、著者を静かな幸福感へと導きます。

秋の季節。買い物をしていたら、金木犀の香水が販売されているのを見かけ、なんとなく購入しました。

秋は五行で分類すると「肺」、つまり乾燥によって呼吸器や皮膚に影響が出る季節です。

空気が乾燥し、呼吸器に負担がかかるため、滋養する必要があります。いい香りをかぐと、心地よいリラックスした状態となり、五臓の「肺」（呼吸器や皮膚）を活性化することができます。肺は衛気《えき》（151ページ参照）を司るので、免疫力アップにもつながります。

春と夏は歩幅を少し広くして歩く

歩くことは健康づくりの基本中の基本。四季を通じて、季節の風情や空気を楽しみながら散歩するのはとてもよい習慣です。目安として毎日、1時間くらい散歩できたら健康維持には最も効果的でしょう。

四季は大別すると、春と夏（陽の季節）、秋と冬（陰の季節）に分かれます。春に体は目覚め、夏に体は躍動します。2月上旬の立春からは、意識してのびのび大きく動くようにしましょう。夏は意識せずとも自然に歩幅が広くなります。暑い時間の散歩は避けて、朝夕の比較的涼しい時間に活動するようにしましょう。

秋になったら、大汗をかかない程度の運動を心がけましょう。冬になると、歩幅は自然に狭くなります。

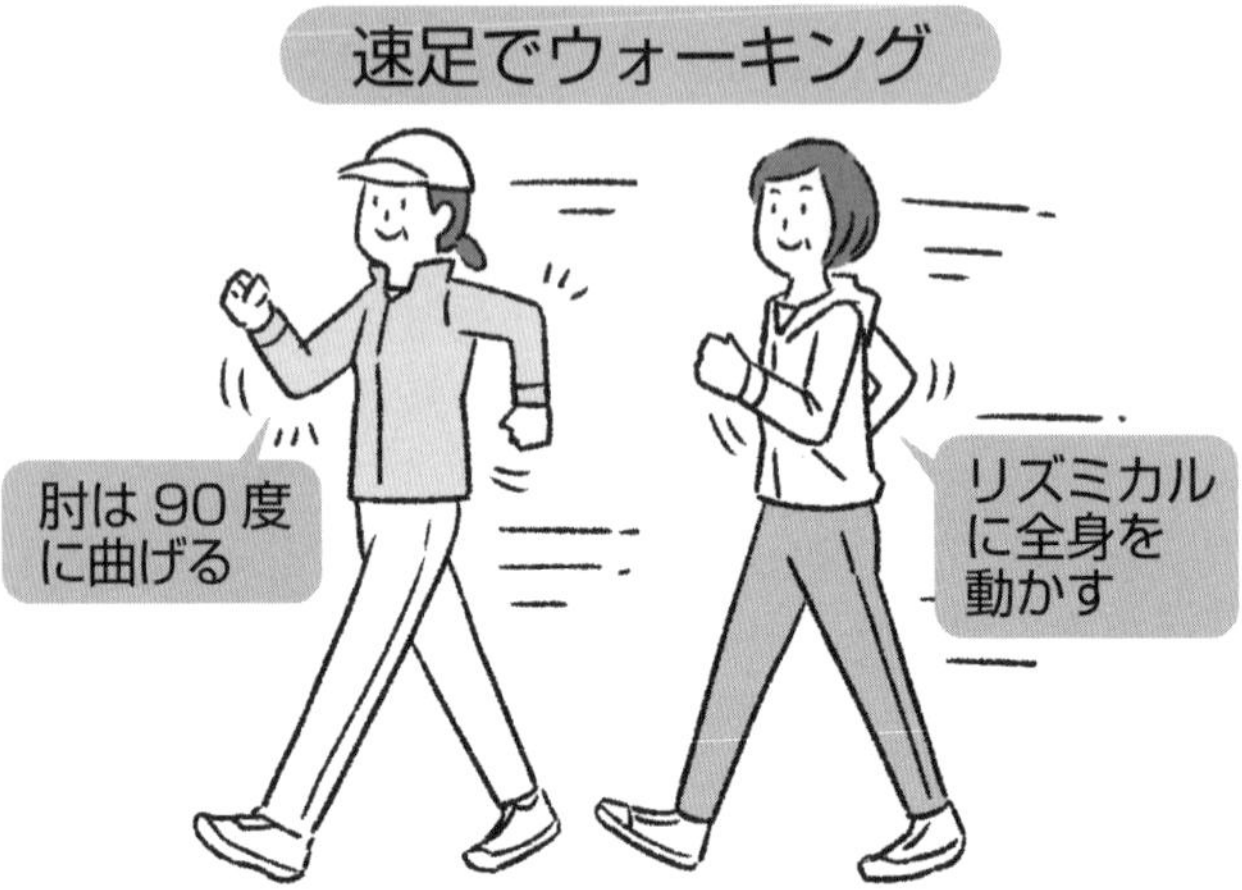
速足でウォーキング
肘は90度
に曲げる
リズミカル
に全身を
動かす

本来、冬に激しい運動は向きませんが、運動不足を解消したい時は大股を意識して、少し速足で散歩しましょう。肘を90度くらいまで曲げて、リズミカルに全身を動かすといい運動になりますね。

このように養生の視点から体力づくりを考えると、散歩するにしても、季節によって意識することが違ってくるのです。

小股キックで股関節を柔らかくする

小股キックというのは、私が名付けたキック名です。「足の親指を立てた状態で横にキック」します。

小股が体のどの部分をさすかは諸説ありますが、本書では、「足の親指と人差し指の間」のことだと考えてください。

足の親指には筋肉を司る五臓の肝の経絡が流れています。足の親指を立ててキックすると、なにも意識しないで

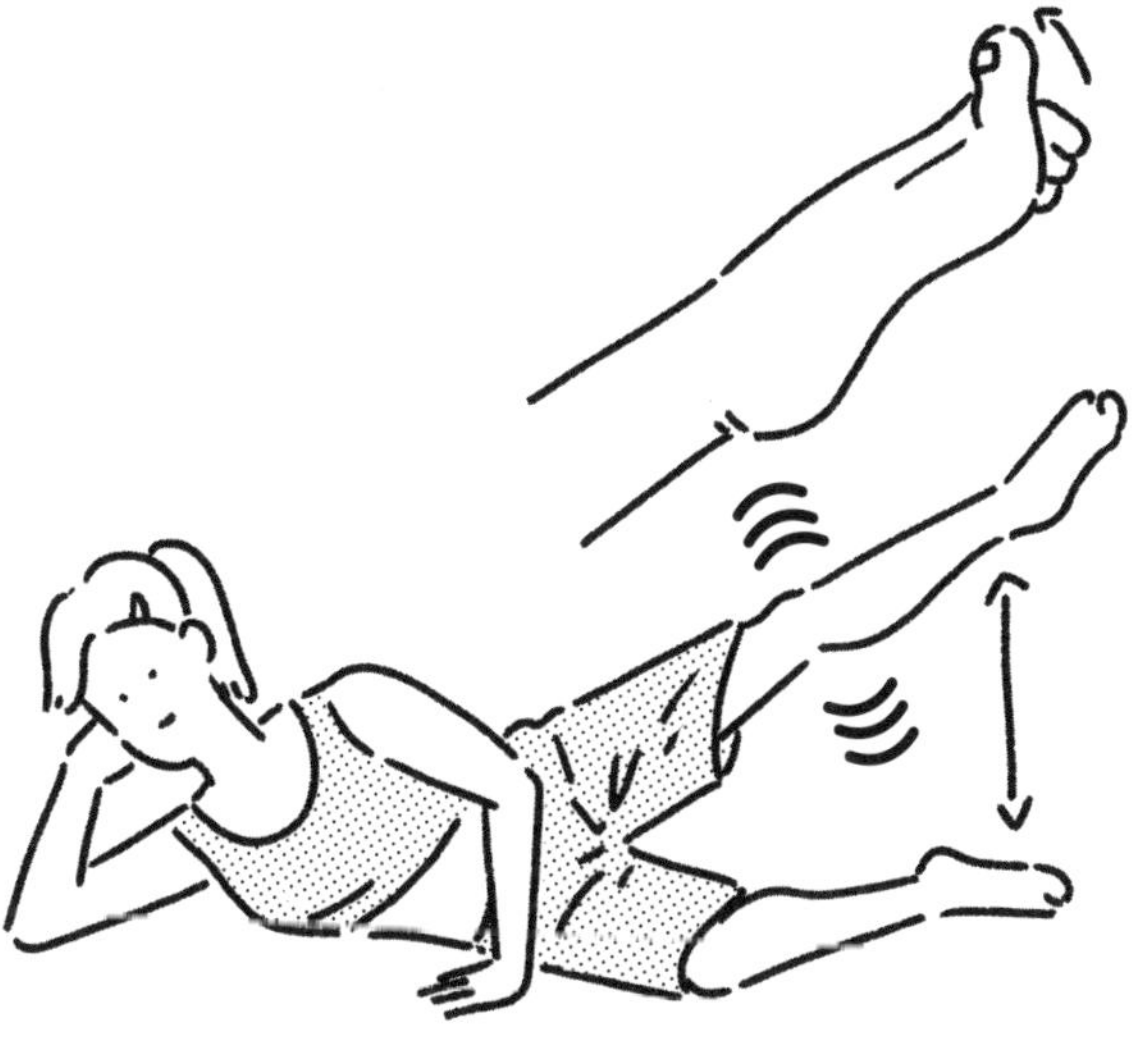

キックするよりも股関節が柔らかくなり、力が入りやすくなります。

方向は横に、膝を軽く曲げて足を持ちあげてから、キックしてください（天井に足の甲が向く方向に蹴ります）。イラストのように横になってキックしてもよいですが、立ってやることもできます。立ってできる方は、安全のため、壁や手すりなどを、キックするのと左右反対側の手で支えて行ってください。加齢とともに、股関節の固さが気になってくるものです。

通常の歩行では、股関節や下肢の筋肉の動きは前後の動きが中心となります。実際、70歳以上の年齢になると、普段歩いている前方向には動けても、横（左右）に開脚する動きが苦手になりがちです。

股関節が柔軟になると怪我《けが》も減ります。左右にしっかり股関節が開くことで、重心が低くなって安定し転びにくくなります。

怪我をすると急激に老化が進行し、認知症や寝たきりになってしまうこともあります。転ばぬ先の杖ならぬ、転ばぬ先の小股キックをやってみましょう。

認知症予防のために上手に仮眠しよう

168ページで述べたように、昨今、睡眠負債が認知症の原因になっているのではないかといわれています。

睡眠負債という言葉は2017年の流行語大賞にノミネートされるほど、注目されました。同年の厚生労働省調べ（国民健康・栄養調査）では、1日の平均睡眠時間は6時間以上7時間未満の割合が最も高く、男性35・0%、女性33・4%、6時間未満の者の割合は、男性34・2%、女性32・5%となっています。また、睡眠の質については、6時間未満の者で、男女それぞれ44・5%、48・7%が「日中、眠気を感じた」と答えています。

このように、睡眠負債が蔓延《まんえん》している日本の現状が浮き彫りにされましたが、その対策として日常的に取り入れたいのが仮眠です。では、どのくらいの時間、仮眠をとるのがよいでしょう。

これは個人差が大きいので、夜の睡眠を妨げないくらいがよい、という答えになります。1時間仮眠しても夜ぐっすり眠れるという方もいるし、15分程度にしないと寝付けないという方もいます。日中に仕事をしている方の場合、昼休みの1時間に、可能な範囲でということになるでしょう。

一つの指針として**「起床後6～7時間後に仮眠をとる」「理想の仮眠時間は15～30分」**ということになるでしょうか。

東洋医学に基づく生活習慣が失われていない中国では、睡眠負債とは関係なく、昼食後に仮眠をとるのは極めて当たり前です（この時間に仮眠して、視覚を遮断し、脳を休めることがいかに体によいかは、136ページでお話ししました）。

個人差、年齢差、仕事の内容によって最適な時間は異なりますが、認知症予防のためにも、昼寝（仮眠）をおすすめします。

座りながら鍛えて尿漏れ予防

「座っている時に、**コップを挟んで座りなさい**」

私が30代半ばのころ、中国人医師にそう指導されました。

年齢があがるにつれて筋肉は衰えます。しかし座った時、内腿《うちもも》と下腹部に力を入れると、下肢だけでなく体幹の筋肉が鍛えられ、排泄と生殖機能に関する力が維持されます。

東洋医学では経筋といって、筋肉同士が連動するネットワークがあり、そのネットワークの詳細は世界最古の医学書『黄帝内経《こうていだいけい》』にも記されています(驚きですね)。

ちなみに、西洋医学の場合、排泄と生殖に関係するのが骨盤底筋と内転筋群です。コップを挟んで座ることで、ちょうどその部分を鍛えることができ

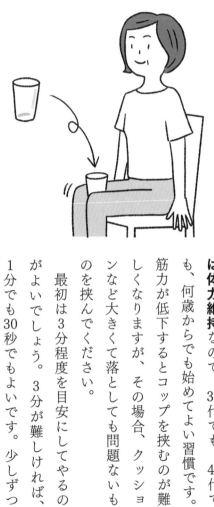

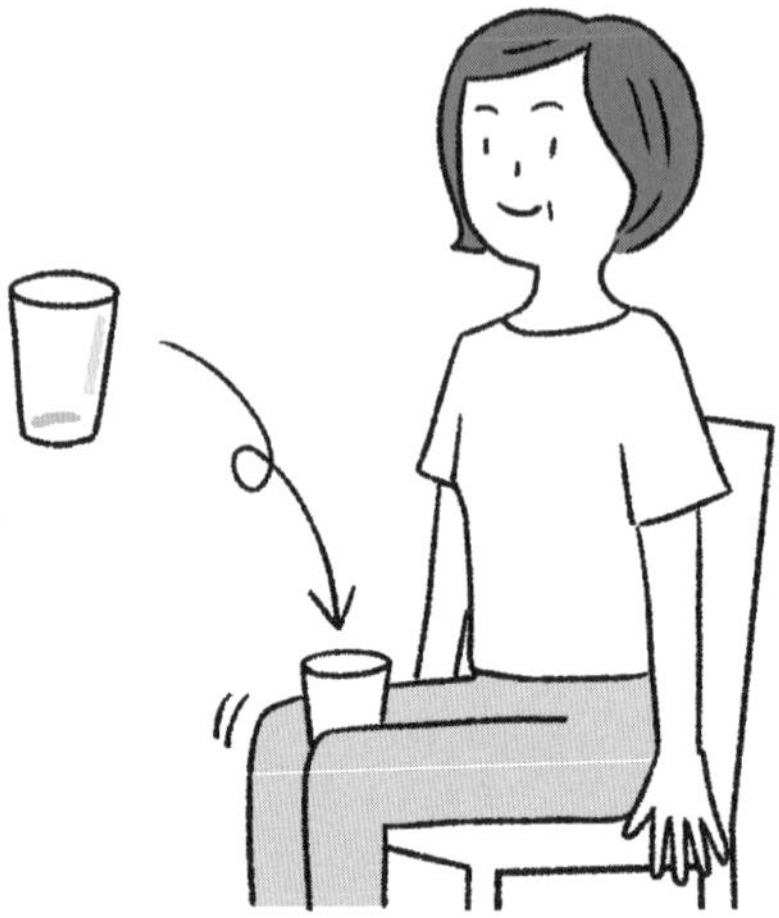

ます。

100歳で元気をめざす養生の基本は体力維持なので、30代でも、40代でも、何歳からでも始めてよい習慣です。

筋力が低下するとコップを挟むのが難しくなりますが、その場合、クッションなど大きくて落としても問題ないものを挟んでください。

最初は3分程度を目安にしてやるのがよいでしょう。3分が難しければ、1分でも30秒でもよいです。少しずつできる時間を伸ばしていきましょう。

私はテレビを見ながら30分、挟んで

いることもありますが、習慣的にやっているので負荷を感じなくなりました。

ちなみに、尿切れをよくするには、排尿時に「3回に分けてやる」のも効果的です。排尿の途中で2回、出すのを止めるのです。こうすることで、尿を出す力、止める力の維持に役立ちます。

手足（上下肢）の筋肉は衰えたらわかります。しかし、体幹の筋肉は体の中軸部にあたるので、衰えても、裸になって鏡をじっくり見ないかぎり（普段は洋服も着ていますし）、なかなかわかりません。

体幹の筋肉は骨を支えるだけでなく、臓腑の機能にも関わる大事な筋肉ですから、手足と同様、意識して体幹の筋肉も維持していきましょう。

膝を浅く曲げた状態の歯磨きで筋力アップ

寝たきり予防のために足腰を鍛えたいと思っても、老化の進行によって、スクワットもできなくなっている場合があります。

そんな時は、膝を曲げ伸ばしする上下運動のスクワットではなく、膝を浅く曲げた状態をキープする静止運動をしましょう。しかし、なにもしないままじっとしているのは退屈です。そこで、足を肩幅の広さにし、腰を軽く落として、「空気椅子歯磨き」をしてください。

歯磨きにはどのくらいの時間をかけますか。おおよそ3分だとしたら、3分間、運動したことになるわけです。

曲げ伸ばししない空気椅子の体勢は、浅く膝を曲げた状態でも、お尻、前後の太もも、下腹、ふくらはぎなど二足歩行に重要な役割を果たす筋肉を鍛

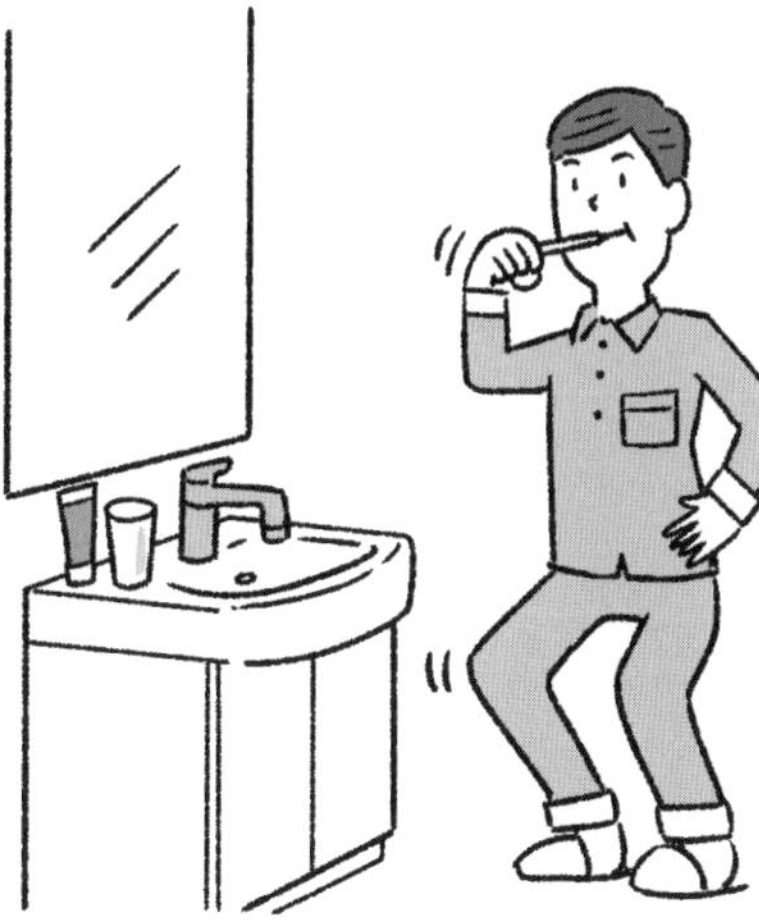

えることができます。

治療にいらっしゃる患者さんから「スポーツジムは遠いし、行く時間もない」という声を多く聞きます。

そういう方は、家にいてなにかしながらできる「ながらトレーニング」をおすすめします。毎日、必ずやることに「ながらトレーニング」をプラスできたら一石二鳥ですね。

日光を浴びて、「陽」のエネルギーを補給する

お年寄りが縁側で日向《ひなた》ぼっこして、うつらうつら居眠りする……。

人生100年時代、一億総活躍時代に、そんな古きよき昭和の光景は望むべくもないような気がして、さびしい感じがします。

しかし、そうであっても、年齢を重ねるにつれて、太陽のパワーをチャージするのはとても大事なことです。

陰陽の「陽」は太陽のことです。**陰陽思想は太陽とその影が出発点**で、人間は歳をとるとだんだん陽が減って陰が増え、全陰になって死を迎えます。

それらを知らなくても、単純に太陽光を浴びると、生命エネルギーが補充されること、例えばビタミンDの合成が促進され、骨が丈夫になることは多くの人がご存じでしょう。

太陽の光を浴びると、思考にも影響が生じます。疲れがたまり、また自分だけでなく、家族など周囲に病気を患う方がいる場合、陰のパワーに引きずられ、ついつい暗い考えに支配されてしまいがちです。

そんな時は太陽のほうに向かって、体をポカポカさせてから、物事を考え、未来のことを決めましょう。

中国では、「**君子南面す**」といいます。北を背にし、顔、体が南に向くように玉座を置き、常に太陽のパワーが己《おのれ》に注がれるようにして、権威、権力を保ってきました。

つまり、位の高い人物ほど自然の法則をうまく使い、少ないパワーで多くの仕事をしてきたということです。みなさんも、**全陽である太陽のパワーをいただき、体と心を元気**にしましょう。

100回噛んで100歳元気をめざそう

人間にとって頭部はとても大切ですが、頭部の中身はどういう比率になっているかご存じでしょうか。頭部の4分の3は脳で、4分の1が口腔です。人間にとって、頭部の持つ意味は甚《はなは》だしいものがあります。そもそも頭なくして、命は存在しません。

そのため、動静脈のメインとなる脈管は、左右の手足にはそれぞれたった1本ずつしかありませんが、頭部には外頸、内頸の動静脈が左右にあります。

つまり、合計4本の動脈によって、1本が詰まったり、なんらかのトラブルが発生した際もバックアップを取れるようにしてあるのです。

それだけ大事な頭部にあって、4分の1が口腔であることは、食べることがいかに大切で、命に直結しているかということの証《あかし》です。

さらに、**「噛む」という行為は脳を刺激**します。口腔と脳は近接しているので、噛むことの脳への影響はイメージしやすいのではないでしょうか。

食べ物をしっかり咀嚼《そしゃく》すると、食べ物を分解する酵素（アミラーゼ）が出ます。そして、酵素が消化を担う五臓六腑の負担を最小限にします。**臓腑が健康ならば長寿でいられる**ので、しっかり咀嚼することが必要になるというわけです。

食べ物を100回噛むのは、かなりたいへんな作業です。現代の日本では、柔らかく口当たりまろやかなものが溢れています。私もそれらが大好きで、さらに「早食い」するタイプでした。しかし、玄米を食べるようになって、100回噛んだほうがおいしく食べられることを実感しました。

一口ごとに100回なんてとても噛めないという方は、特に穀類を噛むことを心がけましょう。噛めば噛むほど甘くなります。

高齢になると臓腑が弱るので、しっかり咀嚼することをおすすめします。

おわりに

東洋医学式の養生術、興味を持っていただけましたか？

実践できそうなものはありましたか？

本書で繰り返し、東洋医学の知恵と効能を説明してきましたが、最後に東洋医学のすごさをひと言でまとめましょう。

それは、健康長寿を実現する「戦略」に長《た》けているということです。

その裏づけは東洋哲学にあります。東洋哲学は天文学に基づいており、地球の1年が365・25日であることも3000年以上前にわかっていました。365日ではなく、もっと細かいレベルまで天体観測ができていた証《あかし》です。

東洋哲学によって毎年巡ってくる季節や気候を知り、いつ種をまき、いつ収穫すれば、一番よい結果が得られるか、予想できるようになりました。

つまり、東洋哲学を最大限に活用した者は蓄財することができ、富者（＝

権力者）になれたのです。

そして、権力者は、究極的には不老不死を願いました。元気で長生きして、いつまでも人生を楽しみたいというあくなき欲望です。

それが、東洋医学となって結実したのです。

では実際に、健康長寿を実現するには、どうしたらいいのでしょう。

東洋医学は、人はそれぞれ生まれ持って得たエネルギーも、食べ物からエネルギーを吸収する力も、体質も性質も異なっている以上、たった一つの方法で健康長寿になることは不可能だ、という答えを出しました。

昨今、「朝、〇〇だけ食べるダイエット」「〇〇するだけで〇〇痛が9割治る健康法」というものが大流行ですが、それだけやっていれば、万人に大丈夫などという唯一無二の方法などないのです。

たしかに、病気や痛みで苦しんでいる時、〇〇だけやって、回復することがあるかもしれません。しかし、それは単なる一時期な現象にすぎません。

結局、日々の生活が東洋医学の養生《ようじょう》に反したら、いずれ病気や痛みがぶりかえし、老化スピードも早まり、健康長寿とは真逆の結果になるのです。

これは言い換えると、健康長寿を実現するには、長期的視野を持つことが必要だということです。

いかに物事に対して、自身の持つ生命エネルギーを適正に配分し、対処するか。日々疲れをためず、疲れてもすぐに体が回復するような習慣を身につけ、老化スピードを遅らせるか。

東洋医学のこの長期的視野こそが、いずれやってくる65歳以降の「玄冬」期に備える、健康長寿という「戦略」なのです。

「戦略」と似た言葉に、「戦術」があります。戦術は戦略を実現させるための具体的な方法です。健康長寿という戦略は、性別、年齢、体調に応じた養生術（戦術）によって、実際に成果が得られます。

自分の体をどうマネジメントするか。

東洋医学はそのための引き出しとして、数千年の月日をかけて得られた、多くの戦術を持っていますから、一人ひとりに合った養生術があるのです。

「朝、〇〇だけ食べるダイエット」「〇〇するだけで〇〇痛が9割治る健康法」というものが、長期的にはまやかしであるとわかったのではないでしょうか。

本書では、どなたでも実践可能な健康法を精選しました。副作用がない、手軽なセルフケアの健康法です。

生命エネルギーを維持して元気に生きようとする読者のみなさんには、すでにご存じの内容も多かったかもしれません。

すでに実践している養生術があったら、やっぱり間違いなかったんだ！と自信を持って、楽しみながら続けてください。

まだ、やっていない養生術があれば、本書をきっかけに一つでも、二つでも、できそうなものから試してください。そして、充実した人生100年時代を過ごそうではありませんか。

鈴木知世（すずきちせ）　仁愛中国鍼灸院院長

東京都生まれ。学習院大学卒業後、第一勧業銀行（現、みずほ銀行）に入行。頸部の怪我がきっかけで医療に興味を持つようになり、米国の邦人向けクリニックに勤務。米国の医療財団法人の事務局長も兼任する。同クリニックからの出向で、中国広東省の総合病院（広州中医薬大学の付属医院）邦人部門プロデューサー、及び通訳になる。同院は当時（2003年）、世界でも珍しい西洋医学と東洋医学（中医学）の良い点を合わせた中西結合医療を実践していたため、米国、日本の医師が多く視察にきていた。そこで、彼らに日中米語を駆使し通訳する仕事をし、中西結合医療を目の当たりにする。また、患者と接することで日本でも中西結合医療が必要だと実感し、治療家の道を志す。第二子出産を機に帰国。鍼灸師の資格を取得。神奈川県横浜市内の内科・泌尿器科クリニックで鍼灸治療部門を立ち上げる。そのころ、同県大和市内にある仁愛中国鍼灸院前院長（中国人）と出会い、帰国にあたって鍼灸院の後継を打診される。西洋医の資格を持ち、中西結合医療の発想が不可欠との信念から鍼灸治療を実践している前院長と、医療の価値観を共有することから受諾。2014年、仁愛中国鍼灸院の二代目院長となる。同院は20年以上続く治療院で、年間の延べ患者数は3000名以上。首都圏にとどまらず、毎月、全国から患者が訪れる。著書に、『東洋医学式カラダとココロの整え方』（河出書房新社。同書は中国、台湾、韓国で翻訳出版される）、『1週間に1つずつ。いつも調子がいい人の体を動かす習慣　休める習慣』（ディスカヴァー・トゥエンティワン）がある。

編集・執筆協力／出版プロデュース　野口英明
本文イラスト　シーズン野田
岡本倫幸
カバー・本文デザイン　若松隆
DTP　キャップス

※本書は『100 歳で元気！をめざす《東洋医学式》カラダとココロの養生術』（すばる舎刊、2020 年 4 月）を加筆・再編集したものです。

東洋医学式

60歳から始める！人生100年の養生術

2023年 3 月31日　　初版第 1 刷発行

著　者——鈴木 知世
発行者——小宮 英行
発行所——株式会社 徳間書店
〒141-8202　東京都品川区上大崎3-1-1
目黒セントラルスクエア
TEL　03-5403-4350（編集）　049-293-5521（販売）
振替　00140-0-44392
印刷・製本——株式会社 広済堂ネクスト

落丁・乱丁本はお取り替えいたします

ISBN978-4-19-865631-7